肿瘤医院营养师的

防癌抗癌

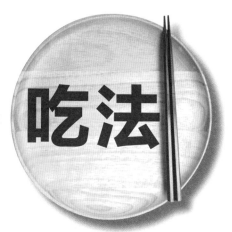

吃法

刘金英 主编
中国医学科学院肿瘤医院
营养科副主任，营养师
中华医学会会员

中国纺织出版社

图书在版编目（CIP）数据

肿瘤医院营养师的防癌抗癌吃法 / 刘金英主编 . --
北京 ：中国纺织出版社，2018.9（2024.12重印）

ISBN 978-7-5180-5162-5

Ⅰ . ①肿… Ⅱ . ①刘… Ⅲ . ①癌－食物疗法 Ⅳ .
①R247.1

中国版本图书馆CIP 数据核字（2018）第135398 号

策划编辑：樊雅莉   责任印制：王艳丽

中国纺织出版社出版发行
地址：北京市朝阳区百子湾东里A407 号楼   邮政编码：100124
销售电话：010 － 67004422   传真：010 － 87155801
http://www.c-textilep.com
E-mail:faxing@c-textilep.com
中国纺织出版社天猫旗舰店
官方微博http://weibo.com/2119887771
天津千鹤文化传播有限公司印刷   各地新华书店经销
2018 年9 月第1 版   2024 年12 月第11 次印刷
开本：710×1000   1/16   印张：13
字数：228 千字   定价：49.80 元

前言

　　人的一生中有约四成的概率患癌，在癌症高发且已成为赶不走的生命"新常态"的今天，防癌抗癌刻不容缓！医学研究证明，至少有35%的癌症与饮食有密切关系，所以正确的饮食对于防癌抗癌非常重要。

　　本书是由中国医学科学院肿瘤医院营养科副主任刘金英主任编写的。刘主任长期活跃在临床营养的第一线，对预防癌症和癌症患者的饮食调理有自己的独到之处。哪些饮食习惯能预防癌症？家常食材和药食两用食材如何发挥防癌抗癌功效？得了癌症该如何吃？癌症患者治疗期间和遭遇治疗副作用时该如何吃？癌症患者最关心的营养问题有哪些……这类读者比较关心的问题，本书都给出了科学、靠谱的解答。

　　正确的饮食是我们抗击癌症的金钥匙，通过吃对吃好，将防癌抗癌进行到底，享受美好生活。

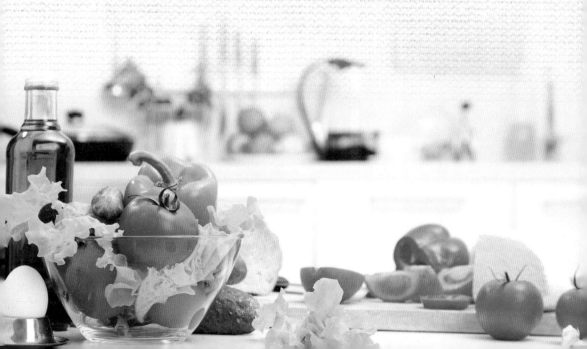

目录

PART 1 癌症，其实没有想象的那么可怕

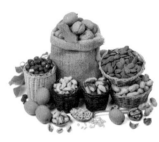

PART 2 吃好谷薯食物，防癌抗癌效果好

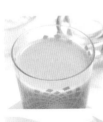

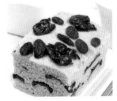

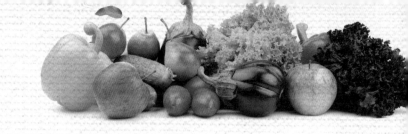

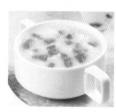
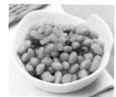
PART 3　蔬菜换着吃，营养丰富又防癌抗癌

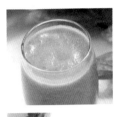
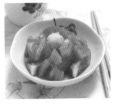
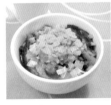
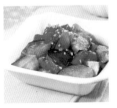

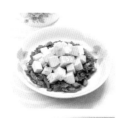
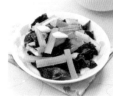

吃水果找准时间，有效防癌抗癌

PART 4

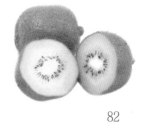

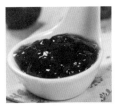
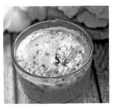
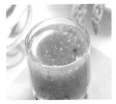

PART 5 其他防癌抗癌的食材

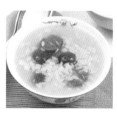
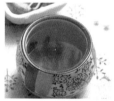
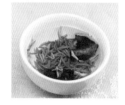

PART 6
药食两用中药，为防癌抗癌锦上添花

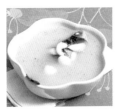
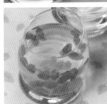

PART 7 得了癌症，怎么吃

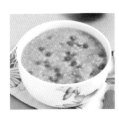

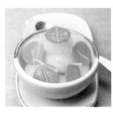

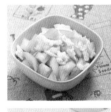

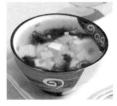

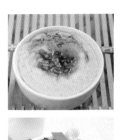
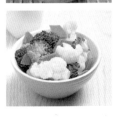
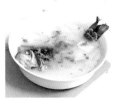
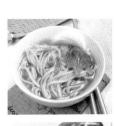
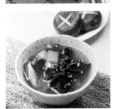

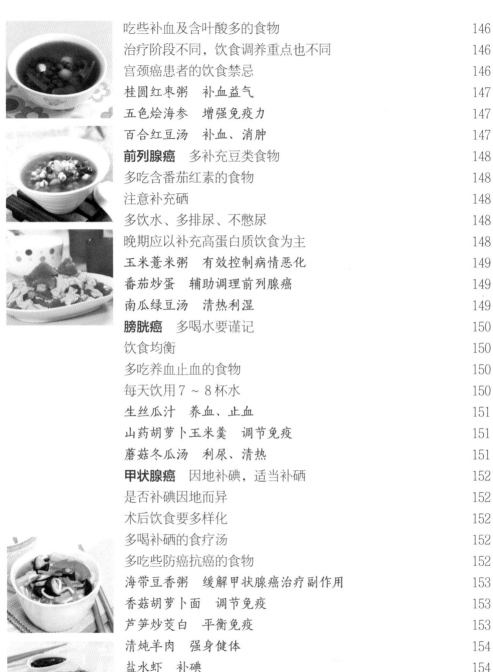

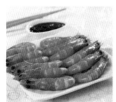

PART 8 放化疗期间的饮食调理

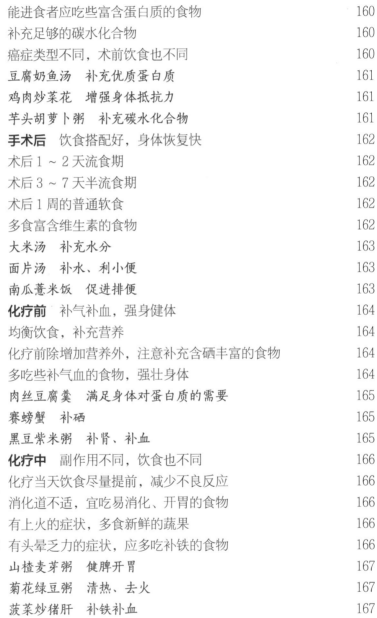

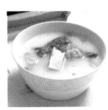

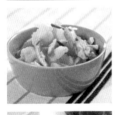

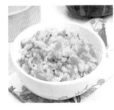

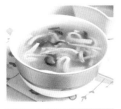

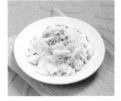

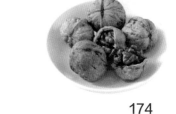

PART 9 放化疗副作用和并发症的对症调理

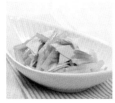

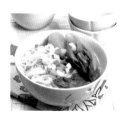

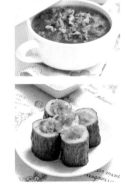

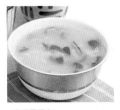
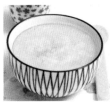

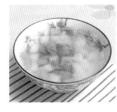

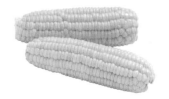

 **癌症患者
最关心的营养问题**

PART

[1]

癌症，其实没有想象的那么可怕

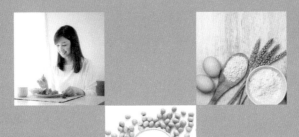

直击癌症的本质

癌症是什么

在生活中，癌症和肿瘤这两个词经常通用，一般情况下也没有太大问题，但如果较真的话，这两个词还是有一些区别的。肿瘤的属性是"固体"，而癌症的属性是"恶性"，所以恶性固体肿瘤就是癌症，但血液癌症不是肿瘤，良性肿瘤也不是癌症。这样描述可能有点绕，下面我们用公式来直观看一下：

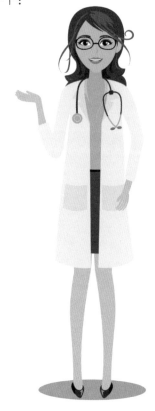

肿瘤 = 良性肿瘤 + 恶性肿瘤

癌症 = 恶性肿瘤 + 血液癌

良性肿瘤 = 不是癌症

人为什么得癌症

癌症是机体内正常细胞在内因（遗传、内分泌失调、营养不良、紧张等）和外因（物理性、化学性、生物性等）长期作用下发生质的改变，从而具有迅速繁殖能力而形成的。这种细胞的异常增殖脱离了正常细胞的生长规律，也不符合生理的需要。

癌症的发生与人体免疫力下降有密切关系。免疫是身体识别抗原性异物（如病原体、毒素等），并将这些物质排出体外的能力。当机体具备了这种能力，就称为免疫力，如同驻扎在人体内的军队，时时刻刻与外界袭来的病毒、细菌"作战"，承担着防御重任。正常情况下，你可能感觉不到它的存在，但人体受到攻击时，它就会奋起反抗。人体内时刻都会受到致癌因素侵袭，但并非人人得癌，这就要归功于强大的免疫系统。所以说，当人长期免疫力低下时就容易得癌症。

肿瘤医院营养师的防癌抗癌吃法

癌症是怎么形成的

癌细胞是在多种致病因子长期作用下，发生异常增生和分化的细胞，具有无限制增生、侵袭性生长、不成熟分化、转移和复发4大特点。其实，每个正常人体内每天都会产生数千个异常细胞，但由于人体强大的免疫系统防卫，免疫细胞在识别到癌细胞后会迅速把它消除。

一旦人的免疫功能下降，无法杀死癌细胞，就会使其脱离免疫系统的监视，癌细胞就会疯狂地生长。

癌细胞发生发展的几个阶段：

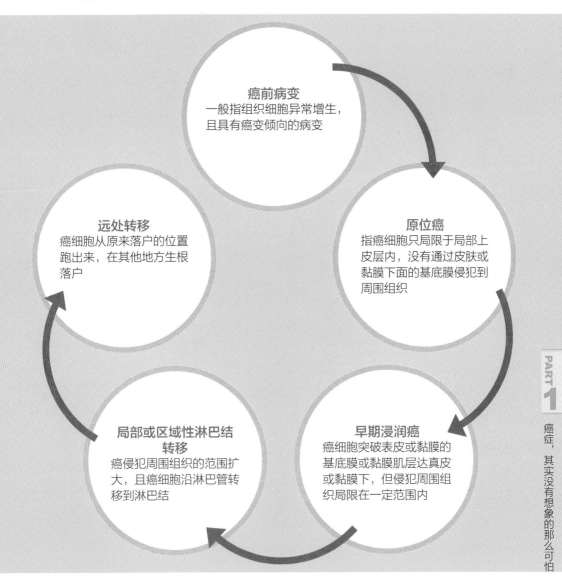

癌前病变
一般指组织细胞异常增生，且具有癌变倾向的病变

原位癌
指癌细胞只局限于局部上皮层内，没有通过皮肤或黏膜下面的基底膜侵犯到周围组织

远处转移
癌细胞从原来落户的位置跑出来，在其他地方生根落户

局部或区域性淋巴结转移
癌侵犯周围组织的范围扩大，且癌细胞沿淋巴管转移到淋巴结

早期浸润癌
癌细胞突破表皮或黏膜的基底膜或黏膜肌层达真皮或黏膜下，但侵犯周围组织局限在一定范围内

癌症三级预防应引起高度重视

随着对癌症认识的不断深化，人们逐渐意识到癌症的预防是对抗癌症最有效的方法。而癌症预防的终极目的是降低癌症的发生率和死亡率。为了达到这一目的，可以采取以下三级预防措施。

一级预防：防止癌症的发生，降低发病率

一级预防也称病因预防，目标是防止癌症的发生，降低发病率。

饮食结构要合理

合理营养是人体健康的物质基础，也是人类对抗癌症的根本。2016 年中国营养学会公布的膳食指南为：

- 食物多样，谷类为主
- 多吃蔬果、奶类、大豆
- 适量吃鱼、禽、蛋、瘦肉
- 少盐少油，控糖限酒

优化生活方式

经常参加体育锻炼，如打太极拳、散步、慢跑等，保持良好的心态，尽量避免精神紧张、情绪过激、避免熬夜、过度劳累、抑郁、吸烟等。

二级预防：防止癌症的发展，降低死亡率

二级预防又称为临床前预防、"三早"预防，目的是防止癌症的发展，降低死亡率。其主要针对癌症症状出现以前那些潜在或隐匿的疾患，采取早期发现、早期诊断、早期治疗的措施，阻止或减缓疾病的发展，尽快恢复健康。

平时要重视癌症的早期信号（见本书第 23 ~ 第 25 页），对某些人群进行普遍检查，及时治疗癌变前的疾病，对于有癌症家族史的人群要定期进行监测，及时发现癌症信号，阻止癌症发展。此外，要定期对体表可触及的部位进行自检，如女性自我乳腺检查。

三级预防：防止病情恶化，降低致残率

三级预防又称康复性预防，目的是防止病情恶化，降低致残率。采取多科学综合诊断和治疗，选择最合理的诊疗方案，以防止病情恶化，促进身体健康，提高生活质量。

癌症发出的信号，千万要注意

虽然癌症早期信号并不明显，但我们依然应该留心身体的细微变化，捕捉蛛丝马迹，以尽可能地早发现癌症，提高癌症的治愈率。

原因不明的消瘦
在没有节食或加大运动量的前提下，如果体重 1 个月内减轻大于 4.5 千克，应及时就医。甲亢是女性常见病，会使体重下降，但急剧消瘦也可能是癌症所致

腹胀
对于腹胀，很多女性不以为然，但它有可能是卵巢癌的前兆。此外，还可能伴有下腹或骨盆疼痛、吃点东西就饱及尿频、尿急等问题。如果腹胀每天发生，持续几周也不缓解，就应该去医院检查

乳房变化
如果乳房发红，且皮肤增厚，可能是乳腺癌前兆。如果乳房上的皮疹几周不消退，或乳头出现内陷、溢液，需要及时就医

女性
易出现的癌症信号

疼痛
随着年龄的增加，女性常会抱怨身体这儿疼那儿疼，有的是具体部位，有的则难以形容。对于那些持续时间较长且难以明确的疼痛需要警惕

非经期出血或其他异常出血
若平时月经非常规律，突然出现了非经期出血，一定要去检查。绝经后阴道出血更需要重视，因为可能是子宫内膜癌的症状

消化不良
怀过孕的女性都记得孕期出现消化不良的情况，所以容易忽视此问题。持续的消化不良可能是食管癌、咽喉癌或胃癌的征兆，因此不能掉以轻心

体重骤减

在没有节食或加大运动量的前提下，如果你的体重在 3 ~ 6 个月内减轻超过 10%，应及时就医

淋巴结变化

如果腋下或颈部的淋巴结增大或出现肿块，应及时就医

睾丸变化

睾丸癌高发年龄是 20 ~ 39 岁。建议男性每月自查一次睾丸。睾丸不管增大还是缩小都值得注意，如果出现肿胀、结块或感觉沉重都应及早就医

腹痛和抑郁

如果腹痛伴随抑郁，很可能是胰腺癌的症状。这种癌症的其他症状包括黄疸、大便颜色发灰、小便发黯，有时还伴随全身发痒，应及时就医

男性
易出现的癌症信号

疲劳

疲劳是癌症的一项模糊指标，常出现在白血病、直肠癌或胃癌初期。如果感觉极度疲劳，休息后也不见好转，应尽快就医

持续咳嗽

如果咳嗽超过三四周，或咳嗽的模式发生了变化，可能是癌症的预兆，也可能是慢性支气管炎或胃酸倒流等，应去看医生

乳房肿块

很少有男人会注意自己的乳房，一旦出现胸部肿块、皮肤凹陷或起皱、乳头内陷、乳头或胸部皮肤发红或角质化、乳头分泌液体等，应马上就医

发烧

原因不明的发烧可能是癌症前兆，但也可能是其他疾病所致。当癌细胞从原位转移到身体其他部位时，多会出现发烧情况。此外一些血液病如白血病或淋巴瘤等也会导致发烧

皮肤变化

很多人都知道痣的变化可能是皮肤癌的征兆，但色素沉着的变化、大面积角质化或突然皮下出血等也应引起注意

口腔变化

如果你发现口腔或舌头上出现白色小点要特别注意，它有可能是黏膜白斑病，发展成口腔癌的概率很高

吞咽困难

这通常是胃肠道癌的伴随症状

排尿问题

随着年纪的增大，容易出现尿急、尿频、尿不尽、大笑或咳嗽时尿失禁等，可能由前列腺增生导致，也有癌变的风险

异常出血

如果大小便、痰中带血等应引起高度重视。因大便中带血不一定是痔疮，可能是直肠癌所致

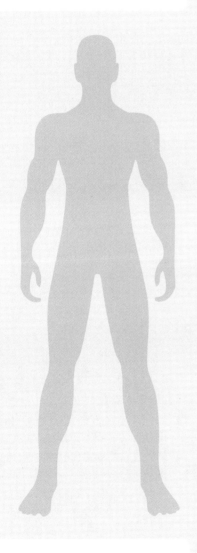

消化不良

很多上了年纪的男性出现严重消化不良时，应引起高度注意，因为持续的消化不良可能是食管癌、咽喉癌或胃癌的表现

疼痛

随着年龄增大，男人会经常抱怨全身疼痛。虽然大多数疼痛与癌症无关，但有些的确是癌症的前兆

信心能增强癌症治疗的效果

现实生活中，很多人认为癌症是不可治愈的，一旦得了癌症，就会失去对生命的渴望，甚至自动放弃治疗。这样的癌症患者思想上失去了生存的信念，容易过早地死去。

也有人说"得了癌症，一是吓死的，二是愁死的，三是病急乱投医折腾死的，最后才是病死的"。因此，得了癌症并不可怕，可怕的是癌症对患者造成的恐惧。在癌症治疗的过程中，癌症患者要正确认识癌症，并保持对生存的渴望，这样才有利于癌症的治疗与康复。

相信医疗技术

说到底，癌症只是一种疾病，虽然很难治疗，但随着现代医疗技术的发展，通过多学科综合疗法的运用，1/3 的癌症是可以被治好的，如宫颈癌、鼻咽癌等。医学界普遍认为如果患者治疗后生存时间达 5 ~ 10 年的话，就可以被认为是治愈了。所以，癌症患者要相信现代医疗技术，这样可以增强治疗的效果。

积极向上的态度

一旦被确诊为癌症，患者的心情一定十分沉重。在这个残酷的现实面前，很多人都会茫然无措。其实，这时患者应该尽快恢复镇定和自信，保持对美好生活的向往。只有在精神上不被癌症所打到，心理上保持平静，才能积极地对抗癌症。患者的自信，加上正确的治疗方案，以及医生和家人的积极配合，也会增强治疗的效果。

良好的心态、积极向上的态度能增强癌症的治疗效果。所以，癌症患者应保持乐观的状态，才能有效对抗癌症。

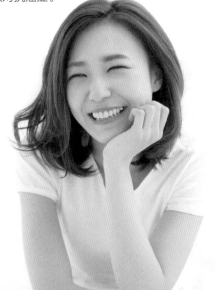

小贴士

在治疗的过程中，癌症患者能从医生、家人、病友及相关人员的交谈中获得积极的暗示，还可以通过自己阅读一些癌症的医疗读物，获取积极性的暗示信息，起到改善不良情绪、缓解心理压力、增强治疗信心的作用。

五色食物都要吃，才利于抗癌

"让食物成为你的药物，而不是让药物成为你的食物"，这是西方医学之父希波克拉底曾经说过的话。有研究显示，对抗癌症最有效的方法是建立正确的饮食观念和习惯，而不是单纯地接受各种治疗或服用各种药物，所以对于癌症患者来说，食物才是抗癌最好的"药"。

我们大家都知道食物分为绿、红、黄、白、黑五色，不同颜色的食物能滋养不同的脏器，对于癌症患者而言，五色食物合理搭配能起到抗癌的作用。

绿色食物

富含丰富的膳食纤维，能加速肠胃蠕动，有利于对抗直肠癌。

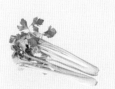
芹菜
降压，防便秘

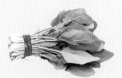
菠菜
润燥滑肠，清热除烦

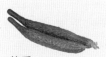
黄瓜
清热又美容

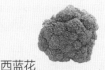
西蓝花
抗癌特别推荐

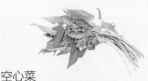
空心菜
清热凉血，解毒消肿

红色食物

含有番茄红素、胡萝卜素、铁、部分氨基酸等，还含有大量抗氧化剂，能调节免疫力，更好地对抗癌症。

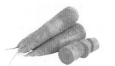
胡萝卜
富含类胡萝卜素，
保护眼睛

红枣
养血安神佳品

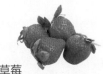
草莓
补血养颜口味好

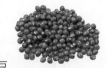
红豆
降脂消水肿

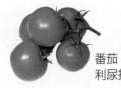
番茄
利尿护肤又消肿

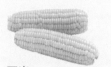

黄色食物

富含维生素 A、维生素 D、膳食纤维等，能消除体内毒素和其他有害物质，保护胃肠黏膜，对食管癌、胃癌、肠癌等有辅助治疗作用。

玉米
舒张血管，延缓衰老

小米
滋阴养血的
"黄金米"

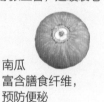

南瓜
富含膳食纤维，
预防便秘

香蕉
改善心情，疏通肠道

黄豆
蛋白质丰富，促进机体新陈代谢

白色食物

可补肺益气、安神养心，还能促进血液循环和新陈代谢，能够为身体提供必要的营养物质，平衡免疫力，有效抗击癌症。

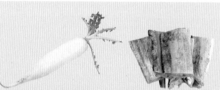

白萝卜
解毒生津又利尿

带鱼
益气补虚，暖脾胃

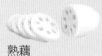

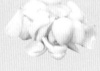

银耳
凉补润燥的"平民燕窝"

熟藕
健脾、开胃、益血、生肌、止泻

百合
秋季养生第一菜

黑色食物

营养丰富，还有补肾、防衰老等作用。此外，还有调节机体免疫功能的作用，适用于癌症手术后化疗、放疗导致体质虚弱的患者。

黑米
滋阴护发，抗击癌症

乌鸡
益气补血，滋补肝肾

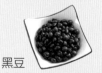

黑豆
高蛋白、低脂肪的佳品

黑芝麻
养肾润肤的保健品

木耳
益气强身的"素中之荤"

吃，讲究量和方法

每顿饭吃七八成饱就好

每顿饭不要吃得太饱，否则会加重肠胃的负担，长期让自己处于这种状态下，会使肠胃功能失调，由此使热量摄入过高导致肥胖，长此以往会使癌症及代谢综合征高发。所以，每顿饭吃七八成饱就好，可能觉得胃里没满，但这口不吃也无所谓，这种肚子不胀、不打嗝的意犹未尽状态，其实是最健康的。

那么如何才能做到七八成饱呢？

多食富含膳食纤维和水分的食物
全谷食物、蔬菜、水果、汤等进入胃里，可以占用更多的胃部空间，避免食用大量低纤维的食物，这样也能控制饭量

饭前喝汤能降低食欲
因为汤水到胃里后，食欲中枢兴奋性会下降，那么饭量就会自动减少 1/3，促使饱腹感提前出现

进食要细嚼慢咽
大脑摄食中枢感知饱的信息大概需要20 ~ 30 分钟。作为食物消化的第一道工序，吃得太快，咀嚼次数少，食物在口腔内停留时间短，大脑来不及感知饱的信息，只能由胃的机械感受器来感知，很容易就吃多了

把餐具换成小号
选小号的盘子、小号的碗容易给人一种错觉——装了比实际的量更多的食物；而使用更小的装盘餐具，如饭勺、餐勺，也能避免把盘子、碗堆得太满。这些不经意的小做法，会让我们在无意识中少吃一些，进而避免摄入过多的热量

不要怕剩菜剩饭浪费
有的人已经吃七八成饱了，但看到剩下那么多饭菜太浪费，就拿起筷子又把它们打扫干净，殊不知，这一打扫就吃得太撑了

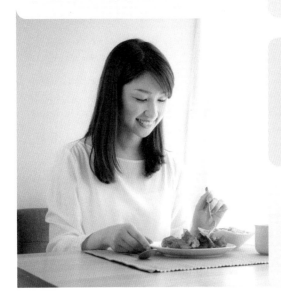

应该离桌时果断离开
有些人吃得差不多了，还会坐在桌旁不走，看着桌子上的美味控制不住就吃了，这样无形中就会吃多

食物不要太精细，应适量粗一点

食物不宜太精细，适量粗一点，能提供更充足的营养，有利于防癌抗癌。具体主要包括以下两方面：

食物选择不宜太精细，适量增加粗杂粮的摄入

以精米精面为例，其中少了谷类应该有的胚芽、米糠部分，造成纤维素、维生素、矿物质、蛋白质、脂类等营养成分大大减少，不利于强壮身体及有效对抗癌症

食物烹调时，尽量不要经过太过精细的加工

如蔬菜不要总是切得太碎、太小，甚至制成泥状。因为食物切得越细碎，营养损失越多，不利于防癌抗癌

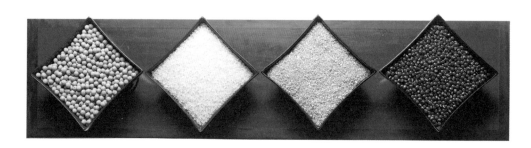

食物不宜过烫

食物温度不宜过高，因为人的食管黏膜和胃黏膜最多只能忍受60℃的高温，超过这个温度，就容易灼伤口腔黏膜、胃黏膜等，引起黏膜上皮增生甚至黏膜溃烂，长期食用很容易诱发口腔癌、胃癌、食管癌等消化系统癌症。

晚餐宜少，夜宵能免则免

如果晚餐吃得过饱，必然会造成胃肠负担加重，还可能使部分蛋白质不能被机体消化吸收，在肠道细菌的作用下产生有毒物质，加之睡眠时肠道蠕动减慢，相对延长了这些物质在肠道的停留时间，有可能引发大肠癌等多种病症。

夜宵要少吃，最好是能免则免。因为夜间进食太多、太频繁，也会加重肠胃负担，长此以往，会引起肠胃等消化系统癌症。

小贴士
就餐环境要愉快

不良的情绪变化是癌症的"活化剂"。因为当一个人长期处于悲观、失望、挫败等压抑性情绪时，其肠胃也会变得抑郁，容易出现食欲缺乏、嗳气、打嗝、早饱、饱胀等症状，给胃癌、肠癌的发生创造条件。

肿瘤医院营养师的防癌抗癌吃法

吃好谷薯食物，
防癌抗癌效果好

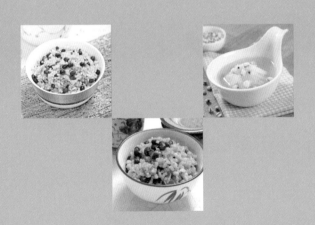

每天摄入谷薯类食物 250 ～ 400 克，保证身体健康

根据《中国居民膳食指南（2016 版）》建议，成年人每天摄入 250 ～ 400 克的谷薯类食物，这些食物含有丰富的淀粉、一定量的蛋白质、维生素和矿物质，是人们获得热量最主要、最经济的来源。只有保证充足谷薯类主食摄入，才能提高机体免疫力，保证身体健康。

全谷物和杂豆每天摄入 50 ～ 100 克

未经过精细加工的糙米、全麦面粉等全谷物，以及黄豆、红豆、绿豆等杂豆，能供给人体较多的热量，且其中的蛋白质、膳食纤维及矿物质、维生素等含量也较高，具有较高的营养价值，在日常饮食中应注意适量摄入。

合理食用全谷物和杂豆对预防癌症有益，但过多食用会影响人体对蛋白质和矿物质的吸收，因此，《中国居民膳食指南》建议，成年人每天适宜摄入的全谷物和杂豆为50 ～ 100 克，占每天主食的 1/3 ～ 1/2。对于癌症高发人群每天摄入全谷物和杂豆的比例可适当高一些，但最好不超过 150 克。

小贴士
全谷物不等于粗粮

全谷物仅指谷类作物，没有做任何破坏谷物营养成分的加工，保留谷物全部营养，且谷粒完整。而粗粮包括谷类和豆类，采用粗加工的方式，保留大部分营养，且谷粒不完整。

全谷物食物营养全解密

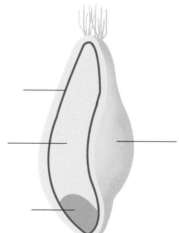

糊粉层
蛋白质、不饱和脂肪酸、B 族维生素、微量元素

胚乳
碳水化合物、蛋白质

胚芽
B 族维生素、维生素 E、不饱和脂肪酸、活性多糖

谷皮
膳食纤维、B 族维生素、微量元素

谷物＋杂豆＞2

在日常生活中，全谷物和杂豆搭配食用，营养互补又美味。如小米富含色氨酸、亮氨酸和蛋氨酸，与富含赖氨酸、缺少色氨酸的豆类（如大豆、绿豆等）搭配食用，可通过氨基酸的互补，提高整体的营养价值。所以，与其单独吃小米、玉米、大豆，不如将它们按1：1：2的比例混合食用更营养，还能调节身体免疫力，有效预防癌症。日常生活中腊八粥、八宝饭、五谷饭等都是不错的选择。

谷类食物切勿淘洗过度

谷类食物做主食时，切勿淘洗过度，以免营养素流失。因为谷类食物中的B族维生素和矿物质等，经过反复淘洗，会流失到水中，导致营养价值下降，不利于防癌抗癌。做饭时，米和水的比例以1：1.2比较合适，可以把食指放入米水里，只要水没过食指的第一个关节即可。

全谷物和杂豆烹调前泡一泡

各种米和豆子，在煮粥之前最好先淘洗干净，然后浸泡一下，一般米类浸泡0.5～2小时，豆类可以时间长一些，2～10小时均可，这样不仅易熟烂，而且粥也更黏稠一些，口感更好。

薯类食物每天摄入50～100克为宜

《中国居民膳食指南（2016年）》建议，成人每天摄入50～100克薯类。常见的薯类食物有土豆、红薯等，既可以做主食也可以做蔬菜。这类食物是低脂、高纤维、高钾低钠的食物，能促进肠胃蠕动，排出肠道内废物，有效预防癌症。

日常生活中，薯类食物常见的食用方法如下：

做主食	做菜肴	做零食
土豆或红薯经过蒸或煮后，可以直接作为主食食用，也可以切块放入大米中蒸熟同食	薯类可以单独炒食，也可以和肉类或蔬菜搭配烹饪，提升营养价值，有效预防癌症，如土豆炖牛肉等	如红薯条、烤红薯、烤土豆等，但不宜多吃油炸薯类食物，否则会增加致癌物摄入

吃好谷薯食物，防癌抗癌效果好

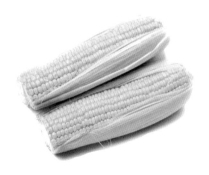

玉米

谷胱苷肽能锁住致癌物

玉米又称玉蜀黍、苞米、棒子等，是五谷杂粮之一，由于其营养价值高，还有很多保健功效，被赞为"黄金作物"。

防癌抗癌关键营养素
谷胱苷肽、膳食纤维、赖氨酸、镁

哪些人不宜食用
遗尿患者不宜食用玉米，否则会使病情加重。

推荐用量
鲜玉米每餐宜吃 100 克；
玉米面、玉米渣每餐宜吃
50 ~ 100 克。

10 克玉米面
1 勺（15 毫升的勺子）

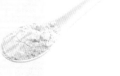

为什么能防癌抗癌

谷胱苷肽： 这种物质能把致癌物锁住，使其失去致癌性，然后通过消化道排出体外，从而有效防止癌症的发生。它又是一种强抗氧化剂，能加速老化的自由基失活，是人体内最有效的抗癌物。

膳食纤维： 能促进肠道蠕动，缩短肠内容物通过的时间，促使致癌物和其他毒素排出，减少致癌物的吸收，从而预防大肠癌。

赖氨酸： 能抑制致癌物生长，并促其排出，从而遏制癌症的发生，同时还能减轻和抑制抗癌药物的副作用。

镁： 能抑制癌细胞的形成和成长，并利于血管扩张，加强肠壁蠕动，增加胆汁分泌，促进体内致癌因子迅速排出体外。

其他养生功效

降低胆固醇： 含有丰富的膳食纤维，可降低胆固醇，预防高血压和冠心病。

抗眼睛老化： 玉米含有黄体素、玉米黄质，对眼睛有益，可有效抵抗眼睛老化。

增强代谢： 玉米胚芽所含的营养物质，可增强人体新陈代谢、调整神经系统功能，使皮肤光滑细嫩，延缓皱纹的产生。

怎样吃防癌抗癌效果好

1. 鲜玉米打汁喝，防癌抗癌营养素流失少，抗氧化作用强，有效对抗癌症。

2. 玉米和其他谷豆类食物混合食用，可以发挥食物的蛋白质互补作用，提高混合膳食的整体利用率，防癌抗癌效果更佳。

玉米汁

加速致癌物排出体外

材料　甜玉米 2 根。

调料　白糖适量。

做法

1. 把甜玉米剥去外皮和根须后清洗干净，再掰下玉米粒。
2. 将玉米粒放入豆浆机中，加水至上下水位线之间，选择"玉米汁"或"豆浆"功能，然后等待豆浆机提示玉米汁做好。
3. 玉米汁打好后加入白糖调味即可。

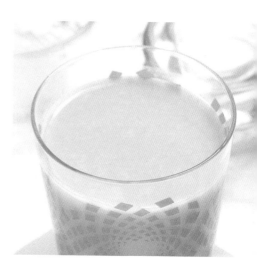

玉米红豆饭

缩短致癌物在肠道内停留时间

材料　红小豆、玉米碎、大米各 25 克。

做法

1. 红小豆、玉米碎、大米分别洗净，大米浸泡 30 分钟；玉米碎、红小豆各浸泡 4 小时。
2. 用电饭锅做米饭。可先将浸泡好的玉米碎、红小豆入锅煮开，约 15 分钟后加入大米做成饭。

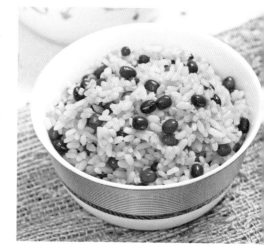

玉米面发糕

抑制癌细胞形成和生长

材料　面粉 500 克，玉米面 200 克，无核枣片 60 克，葡萄干 30 克。

调料　酵母粉 8 克。

做法

1. 酵母粉加水化开，加面粉和玉米面揉成团，醒发，揉条，切剂子，搓圆揉扁，擀成圆饼。
2. 面饼放蒸屉上，撒红枣片，将第二张擀好的面饼覆盖在第一层上，再撒一层红枣片，将最后一张面饼放在最上层，分别摆红枣片和葡萄干。
3. 生坯放蒸锅中，开大火烧开，蒸熟即可。

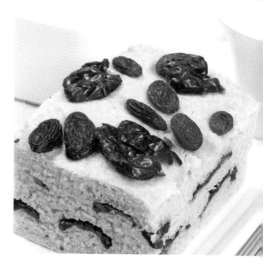

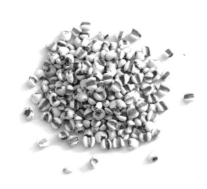

薏米

苡仁多糖提高身体免疫力

薏米又名薏苡仁、苡仁、苡米、五谷米，是药食两用的佳品。薏米在欧洲被赞誉为"生命健康之友"，在日本被列为防癌抗癌食品，因此，其营养价值很高。

防癌抗癌关键营养素 薏苡仁脂、苡仁多糖	**推荐用量** 60 克 / 天
哪些人不宜食用 孕妇食用薏米可能会引起流产等意外，所以孕妇不宜食用薏米；此外，遗精、遗尿患者也不宜食用。	**30 克薏米** 1 勺（15 毫升的大勺）

为什么能防癌抗癌

薏苡仁脂： 可调节人体免疫力，能明显延长带瘤生存时间，有效抑制癌细胞的增殖，对胃癌、宫颈癌等有辅助治疗的作用。

苡仁多糖： 苡仁多糖可调节人体免疫功能，能明显延长机体带瘤生存时间，有效抑制癌细胞的增殖，对胃癌、宫颈癌等有辅助治疗的作用。

其他养生功效

预防心血管疾病： 可以降低血中胆固醇以及甘油三酯，并可预防高脂血症、高血压、中风、心脏病等。

降血脂： 薏米含有丰富的水溶性膳食纤维，可以通过吸附胆盐（负责消化脂肪），减少肠道对脂肪的吸收，进而降低血脂、血糖。

美白肌肤： 薏米中含有维生素 E 及丰富的蛋白质，常食可以使人保持皮肤光泽、细腻，消除粉刺，淡化色斑，改善肤色。

怎样吃防癌抗癌效果好

1. 薏米去杂质，洗净，用水浸泡，但泡薏米水要与薏米一同煮粥，这样可以避免其所含的抗癌物质在浸泡中流失。薏米粥对放化疗后出现的白细胞减少、体质虚弱、食欲缺乏等有较好的疗效。

2. 胃癌患者出现脾虚泄泻时，可以用薏米和山药煮粥，具有健脾止泻的作用。

薏米粥

增强免疫力

材料　薏米、大米各 50 克。

做法

1. 薏米淘洗干净，用水浸泡 4 小时；大米洗净，用水浸泡 30 分钟。
2. 锅置火上，倒入适量清水烧沸，倒入薏米和大米，搅动使米与水混合均匀，大火煮沸后转用小火继续熬煮至粥黏稠即可。

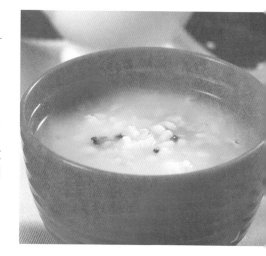

薏米山药粥

健脾止泻

材料　薏米、大米各 50 克，山药 100 克。

做法

1. 薏米和大米分别洗净，薏米浸泡 2 小时，大米浸泡 30 分钟；山药洗净，去皮，切成丁。
2. 锅置火上，倒入适量清水，放入薏米煮 20 分钟，再加入山药丁、大米，转小火熬煮至山药熟、米粒熟烂即可。

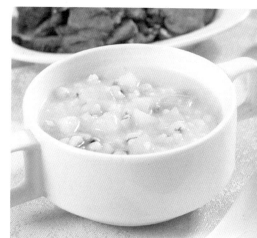

薏米冬瓜瘦肉汤

抑制癌细胞增殖

材料　猪瘦肉 100 克，冬瓜 200 克，薏米 30 克。
调料　盐 2 克，葱、姜各 5 克，胡椒粉、香葱段各少许。

做法

1. 冬瓜洗净，去皮切块；猪瘦肉洗净，切小块焯烫后，与薏米一起放入锅中，加适量清水，大火煮开后，改小火盖上锅盖煮 40 分钟。
2. 放入冬瓜块煮熟，放入葱、姜稍煮一会儿，加食盐和胡椒粉调味，关火后撒上香葱段即可。

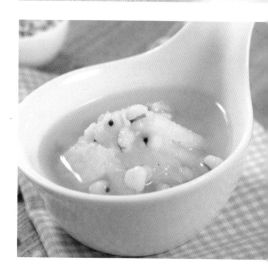

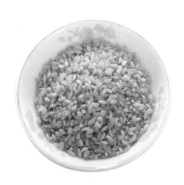

糙米

谷固醇阻止细胞癌变

糙米，顾名思义就是还未进行精细加工，只剥去外层谷壳的粗糙米粒，它比白米含有更多的营养素，所以防癌抗癌效果更好。

防癌抗癌关键营养素 谷固醇、膳食纤维	**推荐用量** 50 克 / 天
哪些人不宜食用 糙米不易消化，胃溃疡及胃出血患者不宜食用。	**15 克糙米** 1 勺（15 毫升的大勺）

为什么能防癌抗癌

谷固醇：是一种很好的抗癌物质，是植物中的一种活性成分，能阻止细胞癌变，具有防癌抗癌的作用。

膳食纤维：能促进肠胃的蠕动，促进大便排出，保持大肠清洁，避免有毒物质的吸收，降低大肠癌的发生概率。

其他养生功效

补气：具有补气养阴的功能，可用于脾胃气虚所致的食欲减退、乏力，起到缓解作用。

清热：有清热凉血的功效，可用于吐血、便血的缓解和改善。

保护血管：糙米中含有大量膳食纤维，具有保护血管、防止动脉粥样硬化的作用，同时还可促进肠胃蠕动、缓解便秘、排毒减肥。

促循环：糙米富含 B 族维生素和维生素 E，能促进血液循环，提高人体免疫力。

怎样吃防癌抗癌效果好

1. 因糙米口感较粗，质地紧密，因此应在煮之前将糙米用冷水浸泡 4 小时，用高压锅煮半小时以上，这样能更好地促进人体吸收利用，抗癌效果更佳。

2. 蒸糙米饭时，加 1 ~ 2 勺的酸奶，可以更好发挥糙米防癌抗癌的作用，还能使米饭绵软，吃起来更美味。

大米糙米糊

增强体质，对抗癌症

材料　大米、糙米各40克，熟花生仁25克，熟黑芝麻10克。

调料　冰糖15克。

做法

1. 大米、糙米分别洗净，大米用水浸泡30分钟，糙米用水浸泡4小时。
2. 将大米、糙米、熟花生仁、熟黑芝麻倒入全自动豆浆机中，加水至上下水位线之间，按下"豆浆"键，煮至豆浆机提示米糊做好，加入冰糖搅至化开即可。

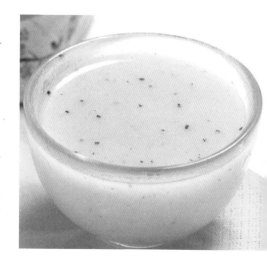

扁豆糙米粥

阻止细胞癌变

材料　白扁豆25克，糙米50克。

调料　白糖适量。

做法

1. 白扁豆洗净，用清水浸泡8～10小时；糙米洗净，用清水浸泡4小时。
2. 将白扁豆、糙米一起放入锅中，加适量清水，先用大火煮开，然后转小火熬煮至熟软，加白糖调味即可。

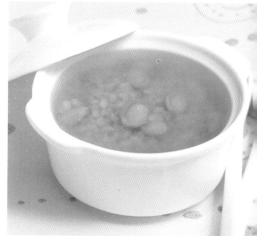

薏米红豆糙米饭

保持大肠清洁

材料　糙米125克，薏米50克，红小豆25克。

做法

1. 薏米、糙米、红小豆分别洗净。
2. 把薏米、红小豆和糙米一起倒入高压锅中，倒入没过米面2个指腹的清水，盖上锅盖，以中火煮熟即可。

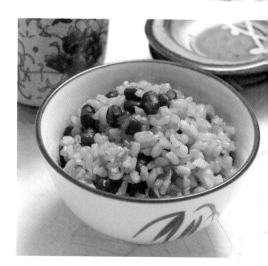

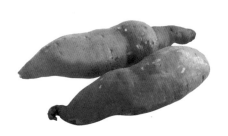

红薯

膳食纤维减少致癌物质的堆积

红薯又称山芋、地瓜、甘薯等，营养价值很丰富，是世界卫生组织评选出来的"十大最佳蔬菜"的冠军，也是国际公认的防癌抗癌食物。

防癌抗癌关键营养素 膳食纤维、胡萝卜素、脱氢表雄酮	推荐用量 50克/天
哪些人不宜食用 红薯食后易胀气，胃溃疡患者、胃酸过多者及容易胀气的人不宜多食。	100克红薯 直径8厘米、厚2厘米的1块

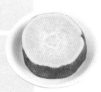

为什么能防癌抗癌

膳食纤维：是人体不能消化吸收的物质，具有防止便秘、防止肠道病变的作用。肠道中有丰富的膳食纤维存在，有利于肠道中有益菌生长，并抑制有害细菌的生长，从而减少肠道中致癌物的产生。同时膳食纤维的充盈作用会缩短粪便在肠道中的停留时间，减少致癌物与肠黏膜长时间接触而发生的癌变，有助于预防结肠癌和直肠癌。

胡萝卜素：是一种重要的抗氧化剂，能提高机体免疫功能，还能转化成维生素A，阻止癌细胞增殖，促其凋亡，达到抗击癌症的作用。

脱氢表雄酮：与肾上腺素和类固醇的化学结构相似，具有预防乳腺癌和结肠癌的功效。

其他养生功效

减肥瘦身：红薯富含膳食纤维，能增加饱腹感，减少进食量，从而达到减肥瘦身的效果。

益寿养颜：红薯中的绿原酸可抑制黑色素的产生，防止出现雀斑和老人斑，还可抗衰老，保持皮肤的弹性。

怎样吃防癌抗癌效果好

1. 在烹饪完整红薯的时候，最好用蒸或烤的方法烹调，避免水煮，因为许多营养素会流失在水中，不利于预防癌症。

2. 吃红薯前一定要把红薯皮剥掉，因为红薯皮中含碱较多，食用过多会引起胃肠不适，影响肠道毒素的排出，不利于预防癌症。

红薯粥

促进肠道蠕动，加速致癌物排出

材料 新鲜红薯 150 克，大米 70 克

做法
1. 红薯洗净，切块；大米洗净，浸泡 30 分钟。
2. 将泡好的大米和红薯块放锅中，加适量清水，大火煮沸后，转小火熬煮至成浓稠的粥即可。

对防癌抗癌的好处
红薯搭配大米充当主食，同时多喝水，排毒功效良好，有利于预防结肠癌、直肠癌等癌症。

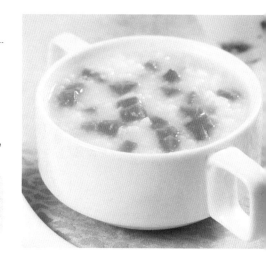

红薯蒸饭

缩短致癌物在肠内停留时间

材料 糙米 150 克，红薯 100 克

做法
1. 糙米洗净，浸泡 2 小时，沥干；红薯去皮洗净，切成小丁。
2. 锅置火上，倒入泡好的糙米与适量水，放入红薯丁，盖上盖蒸至饭熟即可。

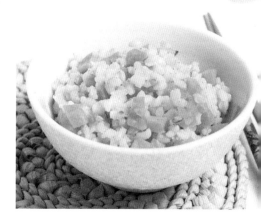

红薯牛奶汁

促进肠道废物排出

材料 牛奶 300 克，红薯 200 克

做法
1. 红薯洗净，削去外皮，切小块，放入锅中蒸熟，凉凉备用。
2. 将蒸熟的红薯与牛奶一同放入榨汁机中搅打成汁后倒入杯中即可。

小贴士

生了黑斑的红薯或腐坏的红薯有毒，不宜食用。

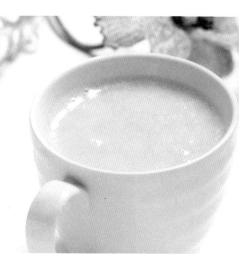

黄豆

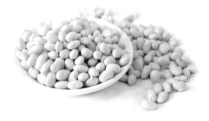

大豆异黄酮能抑制癌细胞增殖

黄豆，学名为大豆，是豆科植物大豆的种皮黄色的种子，因其色黄，故又俗称黄豆。其营养丰富且全面，故有"豆中之王"的美誉。此外，其所含完全蛋白质，可与肉、蛋等中的动物蛋白质相媲美，故也有"植物肉"的美称。

防癌抗癌关键营养素
大豆异黄酮、植物固醇、皂角苷

哪些人不宜食用
黄豆易产气，食积腹胀者不宜食用，否则会加重症状。

推荐用量
40克/天（水发）

60克（水发）黄豆
1勺（15毫升的勺子）

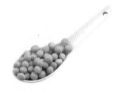

为什么能防癌抗癌

大豆异黄酮：具有抗氧化作用，能诱导细胞程序性死亡及抑制酪氨酸激酶活性，进而达到抑制癌细胞增殖及生长的作用。

植物固醇：进入人体后，能在肠道吸收胆固醇分解的胆汁酸，促进胆固醇分解，不仅可以抑制结肠癌，而且对心脏病也有好处。

皂角苷：本身就是一种抗氧化物质，能抑制自由基。此外，还能与胆酸或胆固醇结合，保护肠道黏膜不受刺激，改变大肠癌细胞的通透性，达到抑制癌细胞的作用。

其他养生功效

提高免疫力：黄豆富含蛋白质，含多种人体必需的氨基酸，可提高人体免疫力。

防止血管硬化：黄豆含有不饱和脂肪酸，可防止血管硬化，预防心血管疾病，保护心脏。

抗衰老：黄豆中的大豆异黄酮能延缓皮肤衰老，缓解更年期综合征，使皮肤保持弹性。

怎样吃防癌抗癌效果好

凉拌黄豆是对抗癌症最有效的吃法。因为煮熟黄豆中的蛋白质易被人体吸收，而且能保存完整的多种营养素，有利于防癌抗癌。

黄豆豆浆

抑制癌细胞生长

材料 黄豆 80 克。
调料 白糖 15 克。
做法

1. 黄豆用清水浸泡 8 ~ 12 小时，洗净。
2. 把浸泡好的黄豆倒入全自动豆浆机中，加水至上下水位线之间，按下"豆浆"键，煮至豆浆机提示豆浆做好，过滤后依个人口味添加白糖调味后即可饮用。

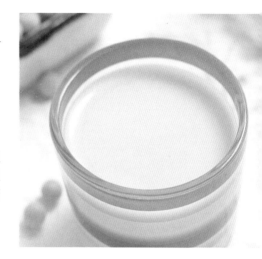

小米黄豆粥

提高身体免疫力

材料 小米 100 克，黄豆 50 克。
做法

1. 小米淘洗干净；黄豆淘洗干净，用水浸泡 4 小时。
2. 锅置火上，倒入适量清水烧沸，放入黄豆用大火煮沸后，改用小火煮至黄豆将酥烂，再下入小米，用小火慢慢熬煮，至粥稠即可。

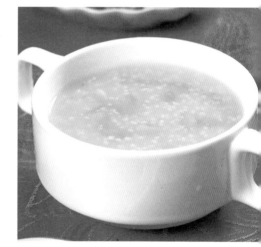

凉拌黄豆

抑制自由基，对抗癌症

材料 黄豆 200 克。
调料 葱花 5 克，盐 3 克，酱油 2 克。
做法

1. 黄豆用清水浸泡 10 ~ 12 小时，洗净。
2. 锅置火上，放入黄豆和清水，大火烧开后转小火煮 30 分钟出，放凉，放入盘中。
3. 将熟黄豆、葱花、酱油、盐一起搅拌均匀即可。

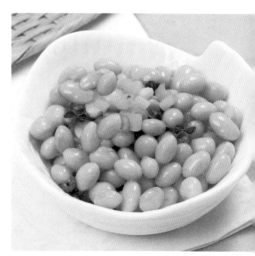

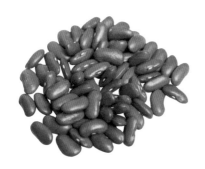

刀豆

刀豆酸 A 促使癌细胞凋亡

刀豆是豆科植物刀豆的种子，作为防癌抗癌的佳品，应选择种子呈卵形或扁肾形，表面淡红色或红紫色，微皱缩不平的刀豆。刀豆边缘具灰黑色种脐，质坚硬，难破开。种皮革质，内表面为棕绿色，具光泽。以个大、饱满、色鲜艳、干燥者为佳。

防癌抗癌关键营养素	推荐用量
刀豆酸 A、植物凝集素	30 克 / 天
哪些人不宜食用	**15 克刀豆**
暂无。	1 勺（15 毫升的勺子）

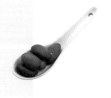

为什么能防癌抗癌

刀豆酸 A：能凝集由各种致癌剂导致的癌细胞，且促使癌细胞凋亡。此外，经胰蛋白处理后的刀豆酸 A 还能使癌细胞重新恢复到正常细胞的生长状态，但经胰蛋白处理后的刀豆酸 A 对正常细胞也有凝聚作用。

植物凝集素：能激活淋巴细胞转化，促进有丝分裂，增加脱氧核糖核酸及核糖核酸的合成，有抗癌、调节免疫功能的作用。

其他养生功效

增强抗病能力：刀豆所含成分能够维持人体正常代谢功能，促进人体内多种酶的活性，从而增强抗体免疫力，提高人的抗病能力。

补钙：刀豆中钙的含量特别高，且容易被人体吸收和利用，能起到良好的补钙作用，还有利于骨质疏松的恢复。

怎样吃防癌抗癌效果好

1. 刀豆可以与谷类食物一起打成糊或做成粥，既能促进蛋白质互补，还能保留完整的防癌抗癌营养素，有利于对抗癌症。

2. 鲜刀豆也可与木耳、豆腐干、香菇等同炒，不仅营养丰富，而且防癌效果好。

小贴士

鲜刀豆一定要炒熟煮透后再食用，否则会引起中毒。

刀豆粥

补肾抗癌

材料　刀豆 20 克，大米 200 克。
调料　红糖 10 克。
做法
1. 刀豆洗净，研制成细粉末状。
2. 大米洗净，用水浸泡 30 分钟，放入锅中加适量水，煮至黏稠状，粥将成时，加入刀豆粉、红糖拌匀，继续煨煮至沸腾即可。

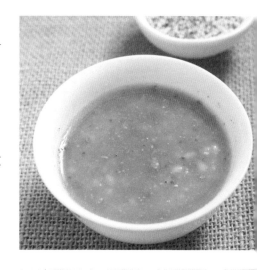

刀豆蜜饮

促使癌细胞凋亡

材料　刀豆 20 克，红枣 3 枚。
调料　蜂蜜 10 克。
做法
1. 刀豆、红枣洗净，放入锅中，加适量水，煮至豆熟。
2. 调入蜂蜜搅匀即可。

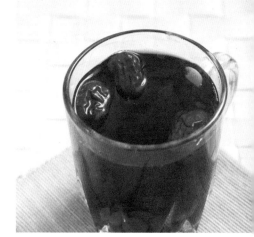

刀豆生姜水

促使癌细胞恢复正常状态

材料　刀豆 50 克，生姜 10 克。
调料　红糖 10 克。
做法
1. 刀豆洗净，打碎；生姜洗净，切片。
2. 锅置火上，放入适量水烧开，放入刀豆碎和生姜片煮 1 小时，去渣取汁，加红糖调味即可。

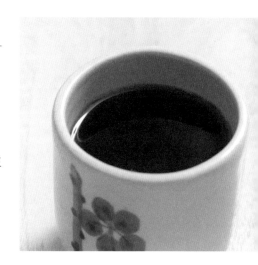

膳食纤维帮助清除体内毒素

天然的五谷、蔬果、坚果等食物中富含膳食纤维，适量食用可以帮助体内的废物、毒素等排出体外，是人体内大扫除的重要工具。

纤维是肠道的清洁工

膳食纤维主要存在于植物性食物中。许多医学研究机构发现，膳食纤维已经成为预防癌症的有力武器。膳食纤维可分为可溶性膳食纤维和不可溶性膳食纤维。可溶性膳食纤维是既可溶于水，又可吸水膨胀，并能被大肠中微生物酵解的一类纤维，通常存在于水果、蔬菜中。不可溶性膳食纤维是非黏稠的和发酵慢的纤维，如麦麸等。两者都对预防癌症有一定效果。

可溶性膳食纤维是大肠内益生菌的养料，这些益生菌能帮助人体抵御病毒侵扰，调整肠道微生态平衡，预防癌症的发生；而不可溶性膳食纤维，可以将吸附在大肠中的致癌物质快速排出体外，所以对大肠癌有很好的预防作用。

预防肥胖和便秘，远离癌症的侵扰

膳食纤维不含有热量，却能延缓胃排空的速度，让食物在胃内停留更长时间，产生饱腹感，也能减少油脂在小肠中的吸收，减少能量摄入，这样有利于控制体重，保持窈窕身材，远离肥胖。某研究机构研究发现，体态正常的人和过胖的人比较，饮食中多了33%的膳食纤维，这就是为什么喜欢吃含膳食纤维食物的人，身材都保持苗条的原因吧！

肥胖和便秘会让人百病丛生，这绝不是危言耸听。人吃了太多的东西却排不出去，部分热量和脂肪会转化为毒素沉积在体内，就会产生代谢问题，随之而来的就是疾病，如肥胖、癌症、"三高"等，而适量食用富含膳食纤维的食物则能有效预防这些疾病。成人每日膳食纤维的适宜摄入量是 20 ～ 30 克。

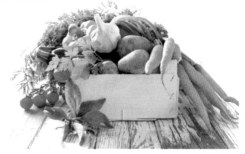

蔬菜换着吃，
营养丰富又防癌抗癌

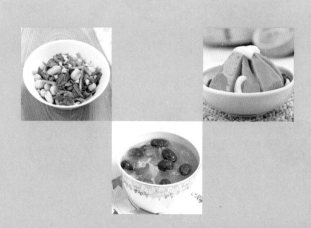

餐餐有蔬菜，保证每天摄入 300 ~ 500 克

日常饮食要讲究荤素搭配，保障餐餐有蔬菜。《中国居民膳食指南（2016）》推荐，成年人保证每天摄入 300 ~ 500 克蔬菜，且深绿色蔬菜占一半以上。因为新鲜蔬菜富含维生素、矿物质、膳食纤维和植物化学物，每天摄入足够新鲜蔬菜能提高身体免疫力，增强对抗癌症的能力。此外，建议挑选和购买蔬菜时，品种要多变换，每天至少达到 5 种以上。

小贴士

腌菜和酱菜不能替代新鲜蔬菜

腌菜和酱菜是一种储存蔬菜的方式，也是风味食物，但在制作过程中会产生亚硝酸盐等物质，经常食用会增加患胃癌和食管癌的概率，而且腌制过程中还会导致维生素流失，不利于身体健康。

每周内吃的蔬菜，颜色越多越好

每天要调换蔬菜的品种，尽可能在 1 周之内多吃些蔬菜种类，保证绿叶菜、茄果类、根茎类、白菜类、鲜豆类、瓜类等各类蔬菜都要吃到。每周吃的蔬菜颜色，最好像彩虹一样多，而且颜色越深，其营养价值越高。

深绿色蔬菜： 菠菜、油菜、空心菜、圆白菜、芥菜、芥蓝、西蓝花、韭菜、茼蒿等。

 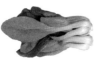 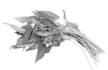

| 菠菜 | 油菜 | 空心菜 | 圆白菜 | 芥菜 |

红色、橘红色蔬菜： 番茄、胡萝卜、南瓜、红辣椒等。

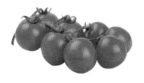 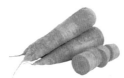 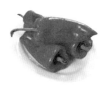

| 番茄 | 胡萝卜 | 南瓜 | 红辣椒 |

紫红色蔬菜： 茄子、紫皮洋葱、红苋菜、紫甘蓝等。

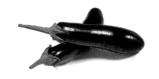 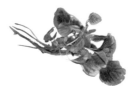 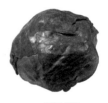

| 茄子 | 紫皮洋葱 | 红苋菜 | 紫甘蓝 |

能生吃的蔬菜尽量生吃

蔬菜含有丰富的维生素C、胡萝卜素及多种抗氧化成分，防癌抗癌效果佳。但如果经过加热烹调，就会破坏蔬菜中的多种营养素，不利于对抗癌症。所以对于一些适合生吃的蔬菜尽量生吃，既可保留丰富营养素，还能尝到天然食物的美味，有助于对抗癌症。适合生吃的蔬菜有番茄、黄瓜、生菜、胡萝卜等，清洗后可直接食用，但要注意卫生。

小贴士

合理烹调方法，留住蔬菜营养

蔬菜中的营养素除了受品种、产地、季节、食用部位等因素影响外，还受烹调加工方法的影响。加工烹调方法不仅改变食物的口感和外观，还会造成营养素的破坏，在一定程度上降低蔬菜的防癌抗癌效果。所以，要根据蔬菜的特性来选择适宜的加工处理和烹调方法，尽可能地保留蔬菜中的营养物质，才能有效对抗癌症。

先洗后切，减少营养素流失

蔬菜清洗尽量选择流动水，且不要在水中长时间浸泡。洗净后尽快加工处理和食用，能最大限度保留蔬菜中的营养素，发挥防癌抗癌的作用。切忌蔬菜切后再清洗，这样很容易使蔬菜中的水溶性维生素和矿物质从切口处流失过多，不利于对抗癌症。

汤开了再放蔬菜

蔬菜中的维生素C、B族维生素等对热较敏感，加热时温度过高会损失大量营养素，因此，烹调时要掌握好适宜的温度，汤开后再放蔬菜能更好保留蔬菜中的维生素C、B族维生素等，有利于防癌抗癌。

炒菜油温、急火快炒能减少营养素的流失

炒菜时油温不要太高，急火快炒能缩短蔬菜的加热时间，减少蔬菜中水溶性维生素的流失，有效防癌抗癌。但是有些豆类蔬菜，如四季豆需要充分加热，才能分解其中的天然毒素。

做沙拉记得放点醋、蒜和姜末

做沙拉的蔬菜多是可生吃的，很可能会因清洗不干净和制作过程不卫生而感染细菌，这时加点醋、蒜和姜末，可起到杀菌消毒的作用，能有效遏制致癌物的产生，有效防癌抗癌。

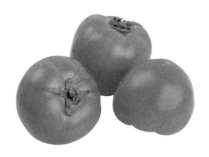

番茄

番茄红素能阻断细胞癌变

番茄也叫西红柿，原产地在秘鲁和墨西哥，最初称之为"狼桃"。其果实营养丰富，具特殊风味，被誉为"蔬菜中的水果"，可以直接当水果食用，可以榨番茄汁饮用，也可以烹饪。

防癌抗癌关键营养素
番茄红素

哪些人不宜食用
因番茄中含有大量维生素 C，能阻止多巴酶氧化成多巴色素，而多巴色素能阻止病变处黑色素的再生，所以白癜风患者不宜食用。

推荐用量
200 克 / 天

200 克番茄
1 个中等大小

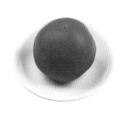

为什么能防癌抗癌

番茄红素：①具有抗氧化作用。因为人体自由基会导致细胞被氧化，进而使变异的细胞增多，导致出现癌变，而番茄红素具有抗氧化作用，可以清除具有氧化作用的自由基，达到预防癌症的目的。②调节免疫力。番茄红素对细胞的生长具有调节作用，能够促进具有防癌和抗癌作用物质的分泌，激活淋巴细胞对癌细胞的溶解吞噬作用，达到调节免疫力的作用。③阻断细胞的癌变。能够阻断细胞被致癌物质诱变（如亚硝酸盐、芳香烃）而发生突变，从而起到防癌和抗癌作用。

其他养生功效

美容护肤：常吃番茄，可祛雀斑、抗衰老、护肌肤。

怎样吃防癌抗癌效果好

1. 带皮吃番茄。番茄皮含丰富的膳食纤维，食用后可以清洁肠道，加速致癌物排出体外，预防癌症发生。

2. 番茄还可打汁喝、炒食等，都能更好地保留防癌抗癌有效成分。

3. 做成番茄蛋花汤食用，防癌抗癌效果好。因为番茄中的番茄红素是一种脂溶性维生素，经过加热烹调后能最大限度发挥对抗癌症的作用。但其遇光、热易分解，所以不宜长时间烹调。

番茄汁

防止细胞氧化

材料　番茄 200 克。
调料　蜂蜜适量。
做法
1. 番茄洗净，去蒂，切块。
2. 将番茄块倒入果汁机中加入少量凉饮用水，搅打均匀后倒入杯中，加入蜂蜜调味即可。

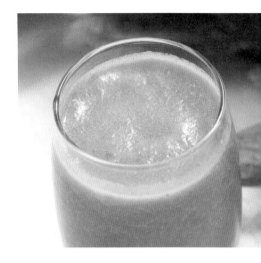

糖拌番茄

消除自由基

材料　番茄 200 克（约 2 个）。
调料　白糖 10 克。
做法
1. 番茄洗净，切块，摆放在盘内。
2. 撒上白糖搅拌均匀即可。

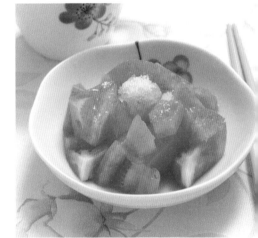

番茄洋葱汤

增强抵抗力

材料　番茄、洋葱各 50 克，鸡蛋 1 个。
调料　盐、白糖各 3 克，番茄高汤适量。
做法
1. 番茄洗净，焯烫后去皮，切块；洋葱洗净，切碎；鸡蛋打散，搅拌均匀。
2. 锅置火上，倒入番茄高汤大火煮沸，加入洋葱、番茄，转小火煮 2 分钟。
3. 待汤煮沸后，加入鸡蛋液，搅拌均匀，加盐、白糖调味即可。

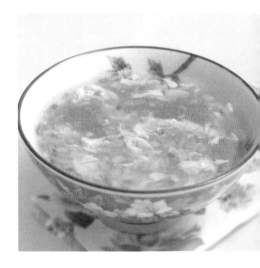

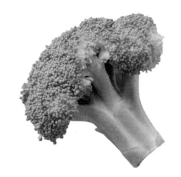

西蓝花

维生素 C 能提高机体免疫力

西蓝花，又名花椰菜、绿菜花，起源于欧洲地中海沿岸，因其营养丰富、口感绝佳，被美国《时代周刊》杂志推荐为十大健康食品中的第四名。

防癌抗癌关键营养素	推荐用量
硫代葡萄糖苷、萝卜硫素、类黄酮、维生素C	70 ~ 80 克 / 天
哪些人不宜食用	200 克西蓝花
无。	1/4 个中等大小

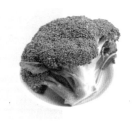

为什么能防癌抗癌

硫代葡萄糖苷：能阻碍早期癌细胞的生长，增强人体对癌细胞的抵抗能力，降低患癌症的风险。

萝卜硫素：能有效地清除体内的自由基，也是一种多功能诱导物，能诱导机体产生谷胱苷肽，进而对抗致癌物，从而起到抗癌的作用。

类黄酮：与能调控细胞周期、诱导细胞凋亡、抑制血管发生和调节细胞内的信号级联放大等干涉细胞基本功能的作用机制有关。此外，还能减轻甚至消除一些化学致癌物的致癌毒性。

维生素 C：是一种水溶性抗氧化剂，能阻断体内亚硝胺的合成，阻断外来致癌物在肝内活化，还能提高机体免疫力。

其他养生功效

降低血脂：富含膳食纤维，有助于清除肠道垃圾，降低胆固醇水平，控制血脂。

强健骨骼：富含钙和维生素 K，两者相互作用能强健骨骼，防止骨质疏松。

预防眼睛疾病：富含叶黄素，能预防老年性黄斑变性和白内障。

怎样吃防癌抗癌效果好

1. 最健康的西蓝花烹调方法是隔水蒸，且温度控制在 100℃内，烹调时间不应超过 5 分钟，能最大限度保留抗癌营养素。

2. 烹炒西蓝花时，用热油在 120 ~ 140℃中快炒 3 分钟，可保留西蓝花约 2/3 的防癌抗癌有效成分。

西蓝花汁

阻碍早期癌细胞的生长

材料 西蓝花50克，芹菜叶15克，苹果100克。

调料 蜂蜜适量。

做法

1. 西蓝花洗净，切小块；芹菜叶洗净，切碎；苹果洗净，去皮、去核，切小块。
2. 将上述食材倒入全自动豆浆机中，加入适量凉饮用水，按下"果蔬汁"键，搅打均匀后倒入杯中，加入蜂蜜搅匀即可（可加入冰块饮用）。

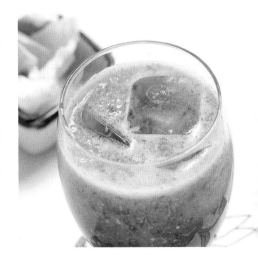

蒜蓉西蓝花

增强抵抗力

材料 西蓝花400克，蒜3瓣。

调料 盐3克，植物油适量。

做法

1. 西蓝花放入清水中浸泡5分钟，然后洗净、掰成小朵；蒜去皮、洗净、切末。
2. 锅中水烧开后，放1克盐，放入西蓝花略焯后捞出，浸入凉水中过凉。
3. 锅内放油烧热，下蒜末翻炒出香味，倒入焯好的西蓝花翻炒1分钟，加盐出锅即可。

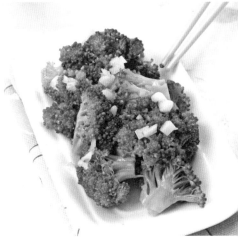

番茄炒西蓝花

阻断体内亚硝胺的合成

材料 西蓝花150克，番茄50克。

调料 盐3克，植物油适量，鸡精1克。

做法

1. 西蓝花去柄，掰小朵，洗净，放入沸水中烫一下，立即捞出，放入凉水中过凉，捞出沥干；番茄洗净，切块。
2. 锅置火上，倒油烧热，放入西蓝花，快速翻炒，再放入番茄块，放盐、鸡精调味即可。

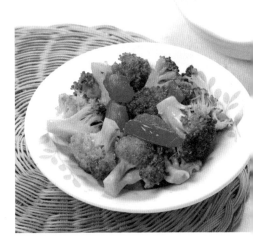

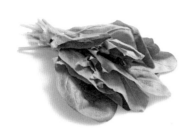

菠菜

叶绿素降低肠癌发生率

菠菜，又名波斯菜、赤根菜、鹦鹉菜等。虽然一年四季均可播种，但是以秋季播种、寒冬收获的菠菜口感最好。

防癌抗癌关键营养素 类胡萝卜素、叶绿素、维生素 C	**推荐用量** 80 ~ 100 克 / 天
哪些人不宜食用 菠菜性凉，具有滑肠的作用，腹泻患者不宜食用。	**30 克菠菜** 2 棵中等大小

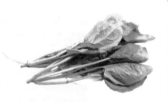

为什么能防癌抗癌

类胡萝卜素：是有抗氧化作用和其他生物活性，能抑制致癌物形成，预防癌症的发生。

叶绿素：能分解人体内的致癌物，进而起到预防直肠癌等多种消化系统癌症的作用。

维生素 C：可提高免疫功能，对抗和消灭癌细胞，通过促进干扰素的合成，能抑制癌细胞和致癌病毒，消除外来致癌物在体内的合成，有效地预防喉癌、食管癌、胃癌、肝癌和宫颈癌的发生。

其他养生功效

控制血糖：菠菜叶中有一种类胰岛素的物质，可以维持餐后血糖的稳定，对 2 型糖尿病患者维持血糖稳定有一定的帮助。

润肠通便：菠菜含有大量膳食纤维，可促进肠道蠕动，利于排便，对于痔疮、便秘有很好的辅助治疗作用。

怎样吃防癌抗癌效果好

1. 烹调菠菜前宜焯水，因为菠菜富含草酸，草酸会影响人体对钙的吸收，焯水可以减少菠菜中草酸的含量，有效预防癌症。

2. 为了避免菠菜的营养成分不被破坏，烹调时，可以盖上锅盖，尽量避免和空气接触过多和加热时间过长，能最大限度保留菠菜中的维生素 C，有助于防癌抗癌。

小贴士

菠菜焯烫时间不宜过长，否则会导致维生素流失。此外，菠菜如果煮得太烂，吃起来口感也不好。

胡萝卜菠菜汁

提高机体免疫力

材料　胡萝卜 150 克，菠菜 100 克。
调料　蜂蜜适量。
做法

1. 胡萝卜洗净，切小块；菠菜洗净，焯水后过凉水，切小段。
2. 将胡萝卜块、菠菜段和适量饮用水一起放入果汁机中搅打，打好后加入蜂蜜调匀即可。

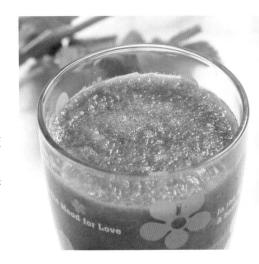

花生拌菠菜

辅助治疗癌症

材料　菠菜 100 克，煮熟的花生仁 30 克。
调料　姜末、蒜末、醋各 3 克，盐 2 克，香油少许。
做法

1. 菠菜洗净，焯熟捞出，过凉，切段。
2. 将菠菜段、花生仁、姜末、蒜末、盐、醋、香油拌匀即可。

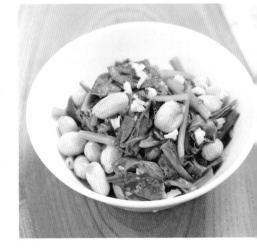

蒜蓉菠菜

抑制癌细胞增殖

材料　菠菜 300 克，大蒜 20 克。
调料　盐 2 克，鸡精、植物油各适量。
做法

1. 菠菜择洗干净；大蒜去皮，洗净，剁成末；菠菜放入沸水中焯烫，捞出，沥干。
2. 锅内倒油烧热，爆香蒜蓉，放入菠菜，加盐、鸡精炒至入味即可。

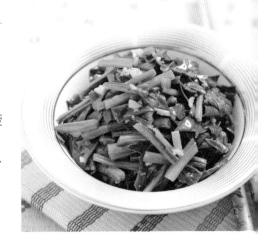

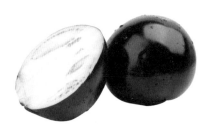

茄子

龙葵碱能抑制消化道癌症

茄子，江浙人称为六蔬，广东人称为矮瓜，有白色、紫色之分，从形状上有长茄子、圆茄子之分。茄子价格低廉，做法也很多，蒸、炒、炖鲶鱼、炖肉皆可。

防癌抗癌关键营养素 龙葵碱、花色苷	推荐用量 300 克 / 天
哪些人不宜食用 脾胃虚寒、哮喘、体弱、便溏者不宜多食。	300 克茄子 1 个中等大小

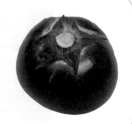

为什么能防癌抗癌

龙葵碱：茄子中的龙葵碱能抑制消化系统癌细胞的增殖，尤其对胃癌、直肠癌有很好的疗效。现代药理研究发现，含有龙葵碱的复方制剂对癌细胞的增殖有明显的抑制作用。

花色苷：茄子所含的花色苷为一种紫色色素成分，是黄酮类的一种，它的抗氧化、抗癌作用越来越受到科学界关注。

其他养生功效

保护血管：茄子富含维生素 P，可软化血管，增强血管弹性，减低毛细血管的脆性及渗透性，对高血压、动脉硬化等病症有一定的辅助治疗效果。

怎样吃防癌抗癌效果好

1. 尽管茄子的吃法很多，但多数吃法烹调温度较高、时间较长、油腻，营养损失也很大。在茄子的所有吃法中，蒜蓉茄子是最健康的。首先，蒸茄子加热时间最短，营养素保留最完整；其次，拌茄子只用香油提香，用油最少；最后，茄子搭配有杀菌抗癌作用的大蒜，能有效对抗癌症。

2. 紫茄子 500 克搭配金银花 15 克蒸熟后加香油、盐各少许，拌匀，适用于癌症患者放射治疗后发热时食用。

3. 对于喉癌咽喉部疼痛燥热者，可将茄子蒸熟，用醋腌 4 小时后再食用，有一定的止痛作用。

蒜泥茄子

抑制癌细胞的增殖

材料 茄子 400 克。

调料 大蒜 15 克，香菜段、盐、鸡精、酱油各适量，香油 3 克。

做法

1. 茄子去柄，切条，放入蒸锅中蒸熟，取出，凉凉。

2. 大蒜去皮，拍碎，加盐，捣成蒜泥，放入碗内，加盐、香油、酱油和鸡精拌匀，制成调味汁。

3. 将调味汁浇在茄子上，撒上香菜段拌匀即可。

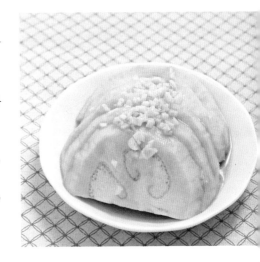

肉末蒸茄子

具有抗氧化作用

材料 长茄子 250 克，猪肉 80 克，洋葱 20 克。

调料 料酒 10 克，盐 2 克，植物油 6 克。

做法

1. 猪肉剁成肉末，加入切细的洋葱碎、料酒、盐拌匀，再加入油拌匀，腌制 10～20 分钟。

2. 长茄子洗净，放入蒸锅蒸软，撕成细条状，铺在蒸碗里，铺满一层后，铺一层肉馅，再铺一层茄子，重复做完，最上面一层铺上肉馅。

3. 蒸锅大火烧开，放入蒸碗，蒸 10 分钟即可。

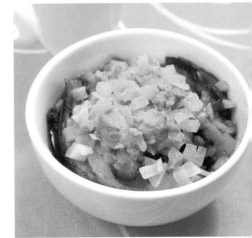

炒茄丁

辅助治疗胃癌、直肠癌

材料 茄子 300 克，番茄 100 克。

调料 盐 2 克，鸡精 1 克，醋、蒜末各 5 克，植物油 3 克。

做法

1. 茄子洗净后切丁；番茄洗净后切成小块。

2. 锅中放油烧热，爆香蒜末，再放入茄子丁煸炒，改小火加盖焖 3 分钟，待茄子丁变软时，放入适量盐、醋，并倒入番茄丁，翻炒至熟时，放入鸡精调味即可。

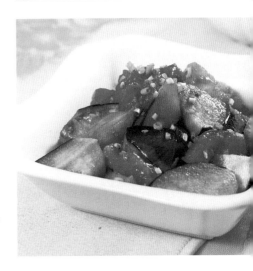

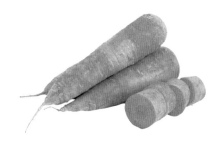

胡萝卜

胡萝卜素能抑制癌细胞增殖

胡萝卜既是家常蔬菜，又可以当做水果。新鲜的胡萝卜香甜清脆，营养丰富，是集蔬、果、药兼用的佳品，故有廉价的"小人参"之称。

防癌抗癌关键营养素
胡萝卜素、淀粉酶

哪些人不宜食用
无。

推荐用量
80 克 / 天。

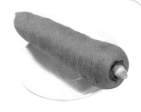

150 克胡萝卜
1 根中等大小

为什么能防癌抗癌

胡萝卜素：①是一种重要的抗氧化剂，能调控细胞信号传导、抑制癌细胞增殖、诱导细胞分化及凋亡、抑制致癌物形成，预防癌症的发生。②胡萝卜素能促进 T、B 淋巴细胞增殖，刺激特异性效应细胞功能，增强巨噬细胞、自然杀伤细胞杀伤癌细胞的能力，减少免疫细胞的氧化损伤，增强机体免疫功能。③在癌症患者接受放疗和化疗时，胡萝卜素能降低其副作用。化疗药物在杀死癌细胞的同时，会使正常细胞突变，而胡萝卜素有抗突变作用，从而减轻化疗药物的毒副反应。

淀粉酶：能够解除强致癌物亚硝胺与苯并芘等毒性，使其失去致癌作用。

其他养生功效

益肝明目：胡萝卜含有大量胡萝卜素，进入机体后，大约50%可转变成维生素 A，可补肝明目，治疗夜盲症。

怎样吃防癌抗癌效果好

1. 将胡萝卜洗净后整根放到锅里煮熟，能完整保留其营养成分，还能把胡萝卜的抗癌效力提高 20%。如果感觉食用时品相不好，可以在整根胡萝卜煮熟后再切成自己喜欢的形状，这样既保留了营养又不影响美观。

2. 胡萝卜抗癌效果如何，主要取决于胡萝卜素。胡萝卜素是脂溶性的营养素，所以在烹调时最好加入适量的油，有利于胡萝卜素的吸收。

胡萝卜汁

提高身体免疫力

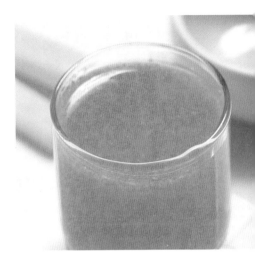

材料　胡萝卜100克。
调料　蜂蜜适量。
做法
1. 胡萝卜洗净，切小段。
2. 将切好的胡萝卜倒入榨汁机中，加入适量饮用水，搅打均匀后倒入杯中，加入蜂蜜搅匀即可。

素炒胡萝卜丝

抑制致癌物形成

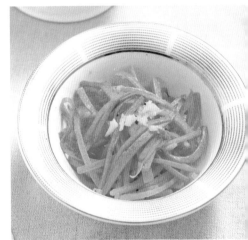

材料　胡萝卜400克。
调料　盐3克，蒜末、葱末各10克。
做法
1. 胡萝卜洗净，切丝。
2. 油锅烧热，放入葱末炒香，倒入切好的胡萝卜丝煸炒，加少量水，把胡萝卜丝炒塌秧，放入盐、蒜末炒匀即可。

胡萝卜芹菜汤

能解除亚硝胺的毒性

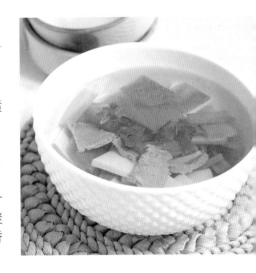

材料　胡萝卜、芹菜、豆腐各80克，猪瘦肉50克。
调料　盐3克，鸡精少许，蔬菜高汤、香油各适量，香菜叶少许。
做法
1. 胡萝卜去皮，洗净，切片；芹菜择去老叶，洗净，切段；猪瘦肉洗净，切片；豆腐洗净，切片。
2. 锅置火上，放适量蔬菜高汤烧沸，放入豆腐片煮5分钟，放入瘦肉片和萝卜片、芹菜段，继续煮5分钟，放少许鸡精、盐搅匀关火，淋香油，撒香菜叶即可。

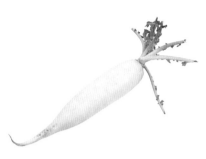

白萝卜

芥子油抑制癌细胞生长

"冬吃萝卜夏吃姜，不用医生开药方"，此话虽然有点夸张，却说出了这两种食物有很好的保健功效。这里先来说说白萝卜，也叫莱菔，为十字花科植物莱菔的新鲜根，生熟食皆宜。

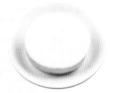

防癌抗癌关键营养素
芥子油、糖化酶、木质素、维生素A、维生素C

哪些人不宜食用
生白萝卜有刺激性，辛辣的挥发物对视神经有刺激作用，所以眼睛易充血、眼压高的人不宜食用。

推荐用量
100克/天

100克白萝卜
直径7.5厘米、厚2厘米的1块

为什么能防癌抗癌

芥子油：能与多种酶作用，形成具有辛辣味的抗癌成分，白萝卜越辣，这种成分越多，防癌性能越好。

糖化酶：既可分解脂肪和淀粉，还能分解致癌物——亚硝胺，从而保护身体免受癌细胞的侵袭。

木质素：能提高巨噬细胞吞噬细菌、异物和坏死细胞的能力，增强机体的免疫力，进而提高抗癌能力。

维生素A和维生素C：是保持细胞间质的必需物质，起着抑制癌细胞生长的作用。

其他养生功效

健胃消食：白萝卜有一种特殊的辣味，可增加食欲，帮助消化。

怎样吃防癌抗癌效果好

1. 白萝卜抗癌最好生吃。因为生吃不会破坏白萝卜原有的营养成分，能让抗癌效果发挥到最大。但白萝卜的皮上容易有寄生虫，所以生吃前一定要清洗干净，最好削皮再食用。

2. 吃白萝卜的时候必须细嚼慢咽，且在吃白萝卜半小时内不要吃别的食物，这样可以让白萝卜中的有效抗癌成分全部释放出来。

白萝卜梨汁

保护身体免受癌细胞侵袭

材料 白萝卜 100 克，梨 1 个。

调料 蜂蜜适量。

做法

1. 白萝卜洗净，切成适当大小；梨去皮去核，切成小块。

2. 将白萝卜块和梨块放入榨汁机搅打，再放入蜂蜜搅匀即可。

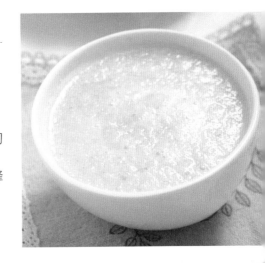

海蜇拌萝卜丝

分解致癌物亚硝胺

材料 白萝卜、海蜇皮各 100 克。

调料 葱花、蒜末各 5 克，醋 8 克，香油、鸡精各 2 克。

做法

1. 白萝卜洗净，切丝；海蜇皮放入清水中浸泡去盐分，洗净，切丝。

2. 取盘，放入白萝卜丝和海蜇丝，加入葱花、蒜末、醋、鸡精、香油拌匀即可。

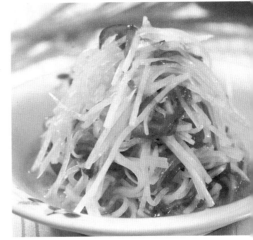

拌三丝

增强机体免疫力

材料 胡萝卜、青萝卜、白萝卜各 100 克。

调料 蒜末 5 克，盐 2 克，陈醋 6 克，白糖少许。

做法

1. 胡萝卜、青萝卜、白萝卜分别洗净，切成丝，分别用清水浸泡 1 分钟。

2. 将泡好的萝卜丝都装盘，撒入蒜末，再加入盐、白糖、陈醋搅匀即可。

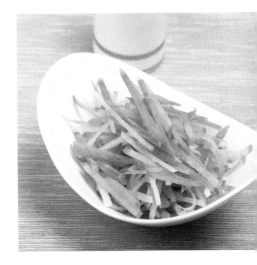

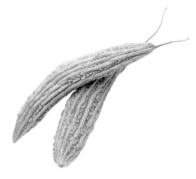

苦瓜

奎宁蛋白能激活免疫细胞

苦瓜是为数不多的苦味蔬菜中的一种，因为苦瓜味苦，所以许多年轻人不懂欣赏，越是年老的人越是能发现它是个宝。苦瓜的吃法很多，清炒、凉拌，甚至可以直接榨汁饮用。

防癌抗癌关键营养素	推荐用量
奎宁蛋白、苦味素、蛋白酶抑制剂、维生素C	50克/天
哪些人不宜食用	**200克苦瓜**
苦瓜寒性大，脾胃虚寒的人慎用。	1根中等大小

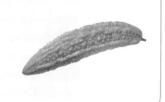

为什么能防癌抗癌

奎宁蛋白：是一种能激活免疫细胞的活性蛋白，通过免疫细胞做"二传手"，抑制正常细胞的癌变和促进突变细胞的复原，具有一定的抗癌作用。

苦味素：能激活体内免疫系统的防御功能，增强免疫细胞活性，抑制癌细胞的增殖或将其杀死。

蛋白酶抑制剂：能抑制癌细胞分泌蛋白酶，从而抑制癌细胞的侵袭和转移。

维生素C：能提高机体免疫力，防止癌症的发生和促进癌症的好转。

其他养生功效

增进食欲：苦瓜中的苦瓜苷和苦味素能增进食欲，健脾开胃；所含的奎宁有利尿活血、消炎退热、清心明目的功效。

控制血糖：苦瓜的新鲜汁液含有苦瓜苷和类似胰岛素的物质，具有良好的控制血糖作用，对糖尿病有一定疗效。

怎样吃防癌抗癌效果好

烹调苦瓜以大火快炒或凉拌的方式为宜。因为烹调的时间过长，水溶性维生素会释出而流入菜汁中，或者随着加热的蒸汽挥发，不但影响口感，还会造成营养成分流失，从而降低营养价值。

凉拌苦瓜

增强免疫力

材料 苦瓜 100 克。

调料 盐 1 克，植物油、香油、干红辣椒、花椒各适量。

做法

1. 苦瓜洗净，去两头，剖两半，去瓤和子，切成片，放凉开水中泡 15 分钟，捞出，焯熟，沥干；干红辣椒洗净，切段。

2. 锅置火上，放油烧热，放入干红辣椒、花椒爆香，将油淋在苦瓜上，加盐、香油拌匀即可。

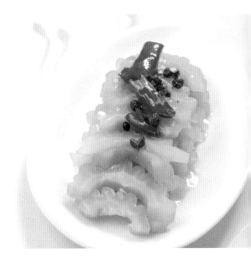

苦瓜大米粥

抑制癌细胞生长

材料 大米 100 克，苦瓜 50 克。

调料 白糖 5 克。

做法

1. 大米洗净，用水浸泡 30 分钟；苦瓜洗净，去瓤，用水浸泡 5 分钟后捞出，切丁。

2. 锅置火上，倒入适量清水烧开，放入大米，大火煮沸后，转小火熬煮至八成熟，加苦瓜丁煮熟，加白糖调味即可。

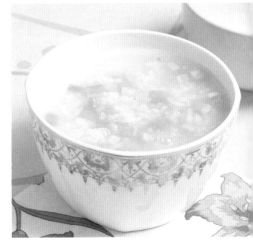

清炒苦瓜

促进突变细胞的复原

材料 苦瓜 200 克。

调料 葱段 5 克，盐 2 克，白糖 3 克，香油、植物油各适量。

做法

1. 苦瓜洗净，剖开，斜切成片。

2. 锅置火上，倒油烧热，放入苦瓜快炒，然后调入盐、白糖，继续翻炒至苦瓜熟时，加入葱段，淋香油即可。

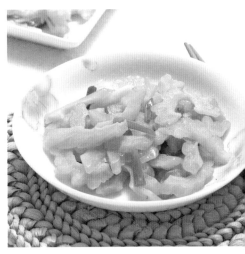

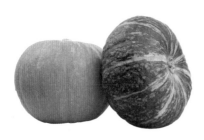

南瓜

精氨酸具有防癌效果

南瓜俗称番瓜，全身都是宝，瓜肉可以清炒或煮、炖，还可以添加到面粉中制作南瓜饼等小吃，南瓜子也是深受人们喜欢的零食。

防癌抗癌关键营养素
精氨酸、胡萝卜素、维生素C

哪些人不宜食用
南瓜性温，胃热炽盛者、气滞中满者、湿热气滞者以及患有脚气、黄疸、气滞湿阻者忌食。

推荐用量
100克/天

100克南瓜
直径9厘米、厚1.5厘米的1块

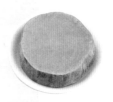

为什么能防癌抗癌

精氨酸：能增加免疫功能，能消除自由基，具有抗氧化及抗炎性反应功能，能降低癌症的发生率。

胡萝卜素：能增强机体的免疫功能。通过促进淋巴细胞增殖，刺激特异效应细胞，进而增强杀死癌细胞的能力，减少免疫细胞的损伤，发挥免疫调节功能。

维生素C：具有很强的抗氧化作用，能抑制脂肪过氧化，减少自由基对细胞膜的损伤，达到预防癌症的作用。此外，还能防止亚硝酸盐在消化道中转变成致癌物质——亚硝胺，从而预防食管癌和胃癌。

其他养生功效

解毒、保护胃黏膜：南瓜含有丰富的果胶，能吸附和消除体内细菌毒素和其他有害物质，起到解毒作用，还可以保护胃肠道黏膜，免受粗糙食品刺激，促进溃疡愈合。

控制血糖：南瓜含有丰富的钴，钴是人体胰岛细胞所必需的微量元素，对控制血糖、防治糖尿病有特殊的疗效。

怎样吃防癌抗癌效果好

1. 许多人烹饪南瓜时将南瓜瓤丢掉，这样吃会流失南瓜中的很多营养素，因为这些被丢弃的南瓜瓤实际上比南瓜果肉所含的胡萝卜素至少多5倍。所以常食南瓜瓤可以有效预防子宫癌、乳腺癌、皮肤癌等。

2. 南瓜皮含有丰富的胡萝卜素和维生素，所以去皮时，不要去得太厚，以免损失营养。

南瓜汁

帮助消除自由基

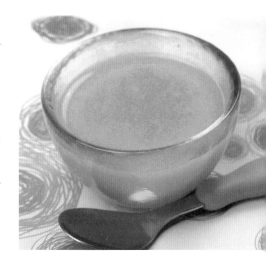

材料 南瓜 100 克。
调料 蜂蜜适量。
做法

1. 南瓜洗净，去皮、去子，切小块，放入锅中蒸熟。
2. 将蒸熟的南瓜倒入全自动豆浆机中，加水至上下水位线之间，按下"果蔬汁"键，搅打均匀后倒入杯中，加入蜂蜜调味即可。

南瓜沙拉

分解致癌物亚硝胺

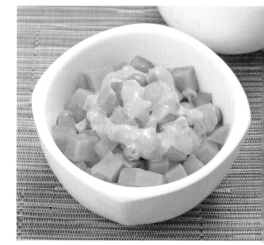

材料 南瓜丁 300 克，胡萝卜丁 50 克，豌豆 30 克。
调料 沙拉酱 20 克，盐 2 克。
做法

1. 南瓜丁、胡萝卜丁和豌豆煮熟捞出，凉凉。
2. 将南瓜丁、胡萝卜丁、豌豆盛入碗中，加入沙拉酱、盐拌匀即可。

红枣百合蒸南瓜

减少免疫细胞损伤

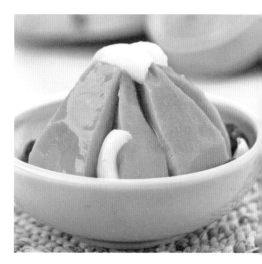

材料 南瓜 400 克，红枣、鲜百合各 40 克。
调料 蜂蜜 20 克。
做法

1. 南瓜去子、去皮，做成一个南瓜碗；红枣洗净，去核；鲜百合洗净，一片片分开，把红枣、百合装进南瓜碗里面。
2. 锅内倒水烧开，隔屉蒸 20 分钟，等稍凉后，小心地把南瓜碗移到碟子上。
3. 把碗里的汁水倒出来和蜂蜜搅拌在一起，用刀切开南瓜碗，淋上蜂蜜汁即可。

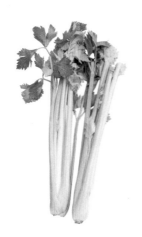

芹菜

木质素能减少致癌物生成

芹菜比较清脆可口，它的叶柄肥大，芽叶细嫩，北方人喜欢切碎做饺子馅，南方人喜欢清炒，可凉拌，可熟食。都说芹菜的味道非常有个性，不喜欢的人会敬而远之，而一旦喜欢上就会越吃越想吃。

防癌抗癌关键营养素 木质素、膳食纤维	**推荐用量** 100 克 / 天
哪些人不宜食用 芹菜性凉，脾胃虚寒者、中气不足者少食。	**35 克芹菜** 长约 40 厘米 1 棵

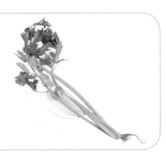

为什么能防癌抗癌

木质素：能清理肠道中的胆酸，减少致癌物的生成；还能降低肠道中的胆固醇，也能防止胆结石的形成，有利于防癌抗癌。

膳食纤维：芹菜富含的膳食纤维经肠内消化作用产生一种抗氧化剂，如果浓度达到一定的高度时就可抑制肠内细菌产生的致癌物质。而且它还可以加快粪便在肠内的运转时间，减少致癌物与结肠黏膜的接触，从而达到预防结肠癌的目的。

其他养生功效

控制血压及健脑：芹菜叶柄肥嫩，含有丰富的矿物质、维生素和甘露醇，既能增进食欲，又可控制血压、健脑、清肠利便。

减肥及美容：芹菜含有大量的膳食纤维，可刺激肠胃蠕动、促进排便，有清肠的作用，是减肥、美容的佳品。

怎样吃防癌抗癌效果好

1. 芹菜吃法很多，除生食外，还可炒食、做成粥食用等。

2. 芹菜叶中所含的胡萝卜素和维生素 C 比茎多，因此最好不要把能吃的嫩叶扔掉，能有效对抗癌症。

3. 芹菜焯水时，最好整棵焯水后再切，这样能减少营养素的流失，有效抗癌。

芹菜菠萝汁

减少致癌物的生成

材料　芹菜 50 克，菠萝 100 克，酸奶 100 克。
调料　盐少许。

做法

1. 菠萝去皮，切小块，放入盐水中浸泡 15 分钟；西芹清洗干净，切小段。
2. 将菠萝块、西芹段、酸奶一起倒入全自动豆浆机中，按下"果蔬汁"键，搅打均匀后倒入杯中即可。

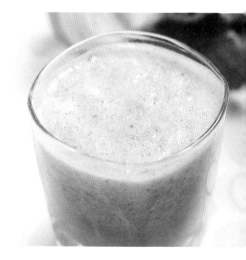

凉拌芹菜叶

减少致癌物与结肠黏膜的接触

材料　芹菜叶 150 克，豆腐 100 克。
调料　盐、鸡精、香油各 2 克。

做法

1. 芹菜叶洗净，放入沸水中焯一下，捞出凉凉，切碎；豆腐放入沸水中焯一下，捞出切成小丁。
2. 将芹菜叶和豆腐丁放入大碗中，加入盐、鸡精、香油拌匀即可。

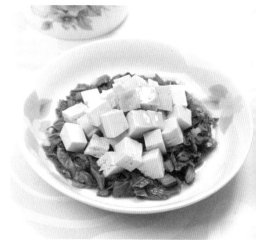

木耳炒芹菜

加速肠道内致癌物排出体外

材料　芹菜 150 克，木耳 30 克。
调料　杜仲粉 10 克，姜片、葱段、蒜片各 5 克，盐、植物油各适量。

做法

1. 木耳用温水泡发，择去没有泡开的部位，洗净撕成小朵；芹菜洗净，切成段。
2. 锅内放入适量油，待油烧至六成热时，爆香放入姜片、葱段、蒜片，放入芹菜段翻炒片刻，再将木耳、杜仲粉倒入继续翻炒至芹菜断生，加盐调味即可。

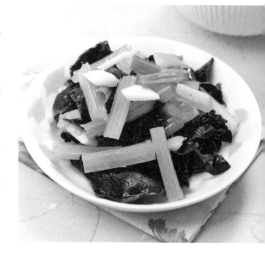

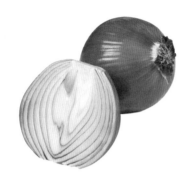

洋葱

有机硫化物能分解致癌物

洋葱含有刺激性味道，要说它给人最深刻的印象，一定是每次切的时候都免不了流出眼泪，所以有人开玩笑说洋葱是最令人感动的食物。

防癌抗癌关键营养素
有机硫化物、硒、栎皮黄素

哪些人不宜食用
洋葱有刺激性，凡有皮肤瘙痒性疾病和患有眼疾、眼部充血者应慎食。

推荐用量
50 克 / 天

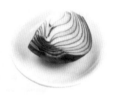

100 克洋葱
1/4 个中等大小

为什么能防癌抗癌

有机硫化物： 对大量化学致癌物导致的癌细胞具有抑制作用，可调节机体免疫力，阻滞细胞周期，诱导癌细胞凋亡和分化。

硒： ①能刺激人体免疫反应，抑制癌细胞增殖和生长。②是一种强抗氧化剂，能消除体内各种自由基。③还能合成谷胱苷肽过氧化物酶，抑制致癌物的活力，参与解毒。

栎皮黄素： 是最有效的天然抗癌物，能阻止细胞变异和生长。

其他养生功效

提振食欲： 洋葱气味辛辣，能刺激胃、肠及消化腺分泌，增进食欲。

控制血糖、防感冒： 洋葱能帮助细胞更好地利用葡萄糖，调节血糖，嚼生洋葱还可杀菌消炎，预防感冒。

怎样吃防癌抗癌效果好

1. 生洋葱味道有些刺激，但正是这些发出刺激气味的有机硫化物具有抗癌功能。生吃是最不破坏营养的吃法，可以将洋葱切片，每天吃饭时吃上几片。

2. 洋葱也可以和木耳一起凉拌，也能保留完整的抗癌营养素。

3. 如果嫌洋葱辣味太重，可以炒着吃，但注意要短时间快炒，稍微带点辛辣味，不会破坏洋葱中的活性物质，抗癌效果也不错。

洋葱西芹蜜汁

调节机体免疫力

材料　洋葱 100 克，西芹 50 克。

调料　蜂蜜适量。

做法

1. 洋葱洗净，切成丁；西芹择洗干净，切小段。
2. 将洋葱、西芹放入榨汁机中，加入适量饮用水搅打成汁，调入蜂蜜即可。

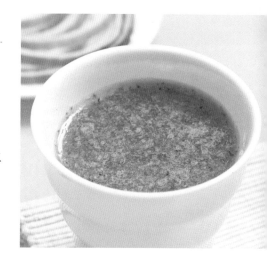

美极洋葱

阻止致癌物影响正常细胞

材料　洋葱 150 克。

调料　酱油、醋各 10 克，盐 2 克，鸡精、香油、香菜叶各少许，鲜汤适量。

做法

1. 洋葱剥去外皮，一切为二，切成约 0.5 厘米厚的片，再切成丝，盛入盘中。
2. 将鲜汤、酱油、醋、盐、鸡精、香油倒入碗中调成味汁，浇在洋葱丝上拌匀，放入香菜叶即可。

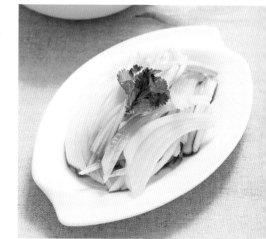

洋葱炒鸡蛋

抑制致癌物的活力

材料　洋葱 100 克，鸡蛋 2 个。

调料　盐 2 克，白糖 5 克，五香粉少许，植物油适量。

做法

1. 洋葱去老皮和蒂，洗净，切丝；鸡蛋磕开，打散，搅匀。
2. 锅置火上，倒油烧热，倒入鸡蛋液炒成块，盛出。
3. 锅底留油，烧热，放入洋葱丝炒熟，倒入鸡蛋翻匀，调入盐、白糖、五香粉即可。

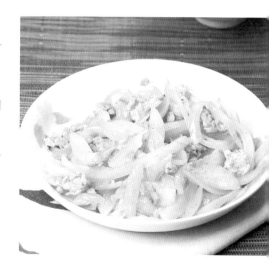

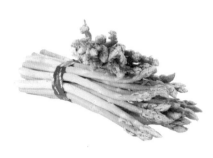

芦笋

硒有防癌的作用

芦笋，属百合科植物石刁柏的嫩茎，在国际市场上有"蔬菜之王"的美称，是一种很好的保健蔬菜。

防癌抗癌关键营养素	推荐用量	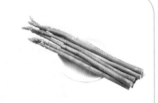
天门冬酰胺、硒、维生素P	100克/天	
哪些人不宜食用	100克芦笋	
脾胃虚寒者少食。	1小把	

为什么能防癌抗癌

天门冬酰胺：是一种"使细胞生长正常化"的物质，能有效抑制癌细胞生长，尤其对急性淋巴细胞型白血病患者白细胞的脱氢酶有一定抑制作用。

硒：可以阻止癌细胞的分裂与生长，抑制致癌物的活力并加速解毒，甚至使癌细胞发生逆转；刺激机体免疫功能，促进抗体的形成，提高对癌的抵抗力。

维生素P：是一种黄酮类化合物，能阻断致癌物的合成及代谢活化，抑制细胞增殖，诱导细胞凋亡，达到抗癌的作用。

其他养生功效

促进胎宝宝大脑发育：对于孕妈妈来说，芦笋中叶酸含量较多，孕期常食用有助于胎宝宝大脑发育。

清热利尿：芦笋能清热利尿，尤其适合易上火、高血压人群食用。

控制血糖：芦笋所含的芦丁、香豆素、维生素P等成分有调节血糖作用，可以防治糖尿病慢性并发症，缓解糖尿病症状的效果明显。芦笋中的铬还可以调节血液中脂肪与糖分的浓度，促进细胞对葡萄糖的利用，从而调节血糖。

怎样吃防癌抗癌效果好

1. 当芦笋用来辅助治疗癌症时，应该每天食用，抗癌效果好。

2. 芦笋适合鲜食，脆嫩清香，风味好，不宜放置过久，可凉拌、炒、煮、炖，这样营养保留完整，有利于辅助治疗癌症。

葡萄芦笋汁

抑制癌细胞生长

材料　葡萄 50 克，芦笋 100 克。

调料　蜂蜜适量。

做法

1. 葡萄洗净，去子；芦笋洗净，切小段。
2. 将葡萄、芦笋段倒入榨汁机中，加入少量饮用水，搅打成汁后，加入蜂蜜调味即可。

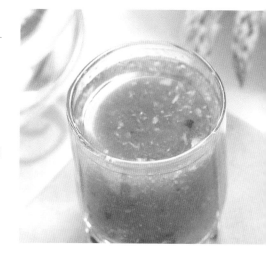

芦笋沙拉

通便、排毒

材料　芦笋 100 克，鳄梨 1 个。

调料　白葡萄酒醋、橄榄油各 15 克，盐、黑胡椒粉各 1 克。

做法

1. 芦笋削去根部的硬皮，洗净，放加盐沸水中焯烫一下，捞出，切段；鳄梨洗净，去核，切片。
2. 取小碗，加白葡萄酒醋、橄榄油、盐、黑胡椒粉拌匀，制成沙拉汁。
3. 取盘，放入芦笋段和鳄梨，淋沙拉汁拌匀即可。

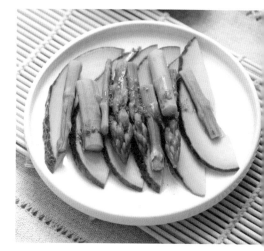

炝炒芦笋

阻断致癌物合成

材料　芦笋 300 克。

调料　蒜末、料酒各 5 克，盐 3 克，花椒少许，植物油适量。

做法

1. 芦笋洗净，去老皮，切斜段，焯烫。
2. 锅内倒油烧热，爆香花椒、蒜末，倒入芦笋段翻炒至熟，加盐、料酒即可。

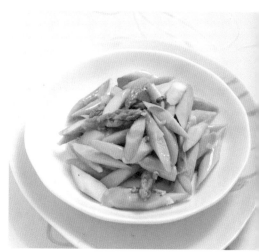

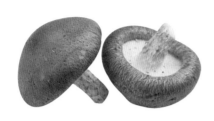

香菇

香菇多糖能增强免疫力

香菇是食物中的珍品，古人称为"蘑菇皇后""素食之王"，可见其在菌菇家族中的地位。香菇的营养丰富，味道鲜美，香气沁人，是益寿延年的佳品。

防癌抗癌关键营养素
香菇多糖、核糖核酸、硒

哪些人不宜食用
香菇中含有丰富的嘌呤，会增加血液中的尿酸，痛风患者不宜食用；香菇性腻滞，产后、病后和胃寒有滞者不宜食用。

推荐用量
100 克 / 天（鲜）

100 克香菇
4 朵中等大小（鲜）

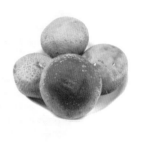

为什么能防癌抗癌

香菇多糖：是具有特殊生理活性的物质，也是香菇中最有效的活性成分。它能抑制癌细胞活性和提高人体免疫功能，被认为是 T 淋巴细胞的特异性免疫佐剂，能增强对抗原刺激的免疫反应，使 T 淋巴细胞功能得以恢复，有效抗癌。

核糖核酸：可产生抗癌的干扰素，达到预防癌症的作用。

硒：能有效清除体内的自由基，增强人体免疫功能，预防胃癌、食管癌等多种消化系统疾病。

其他养生功效

调养肠胃：香菇素可促进食欲，有效改善食欲缺乏等病症；香菇富含膳食纤维，能促进肠胃蠕动，防止便秘。

怎样吃防癌抗癌效果好

1. 使用干香菇烹调前，最好先用约80℃的热水适度泡发，才能将其中所含的核糖核酸催化，增强机体免疫，预防多种消化道癌症。

2. 香菇食用方法很多，可以单独食用，也可以搭配蔬菜、肉类食用。可以煮、炖，也可以炒、烧，既可做成粥和汤，也可以做成菜肴。

3. 香菇煮粥食用，对肺癌、宫颈癌、消化系统癌症、白血病等有辅助治疗作用。

蒜泥香菇
抑制癌细胞活性

材料　鲜香菇 100 克。

调料　盐 3 克，料酒、蒜末各 10 克，植物油适量。

做法

1. 鲜香菇洗净，去蒂用刀在菇面上画十字纹。
2. 蒜末加植物油、盐、料酒搅拌均匀制成蒜泥料。
3. 电饼铛边预热，边在底部刷一层植物油，放入香菇，将蒜泥料刷在香菇上，合上烤盘，烤 6 分钟，取出即可。

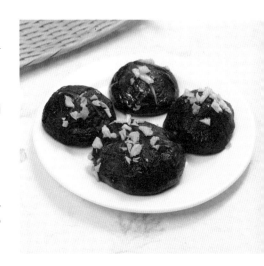

香菇油菜
增强机体免疫力

材料　香菇 50 克，油菜 200 克。

调料　白糖少许，酱油、水淀粉各 5 克，盐 2 克，植物油适量。

做法

1. 油菜洗净；香菇洗净，去蒂，挤干，整个菇面上切花刀。
2. 锅内倒油烧热，放入香菇翻炒，加白糖、酱油翻炒一下至熟，加油菜翻炒至熟，加盐，用水淀粉勾芡，翻炒均匀即可。

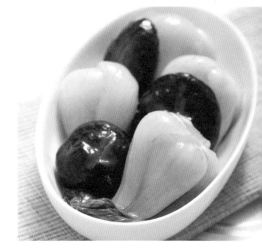

什锦蘑菇汤
促进免疫细胞恢复

材料　香菇 50 克，芦笋、金针菇各 100 克，粉丝 30 克，熟扇贝丝 20 克。

调料　盐 2 克，姜末、蒜蓉、植物油各适量。

做法

1. 香菇洗净，去蒂，切片；芦笋洗净，去老根，切斜段，焯水；金针菇洗净，去根；粉丝剪短，泡软。
2. 锅内放油烧至六成热，煸香姜末、蒜蓉，倒适量清水烧沸，放芦笋段、香菇片、金针菇，开锅放扇贝丝稍煮，放粉丝烧沸，加盐即可。

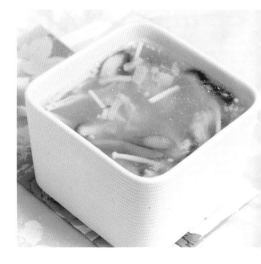

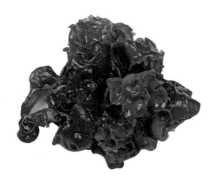

木耳

木耳多糖能抑制癌细胞

木耳色泽黑褐，有嚼劲，味道鲜美，可素可荤，营养丰富，被誉为"素中之荤"。因其所含营养丰富，是保健养生之上品。

防癌抗癌关键营养素
木耳多糖、植物胶原

哪些人不宜食用
黑木耳可润肠通便，还有活血抗凝的作用，大便不实者忌用。

推荐用量
60 克 / 天（水发）

15 克木耳
2 大朵中等大小（水发）

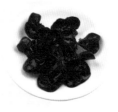

为什么能防癌抗癌

木耳多糖：木耳多糖是从木耳实体中分离得到的一种酸性黏多糖。它有抗癌的作用，可调节人体的免疫力，起到预防癌症的作用。

植物胶原：能促进胃肠蠕动，促使肠道脂肪食物的排泄，可以起到预防直肠癌及其他消化系统癌症的作用。

其他养生功效

补血养颜：木耳含丰富的铁质，可养颜美容，预防贫血症；所含丰富的胶质则能滋阴润肤，帮助人体排出废物。

通肠润便：黑木耳中含有的膳食纤维和植物胶质，可以促进肠胃蠕动，从而起到清胃涤肠的作用。

防血栓：木耳含有维生素 K，可减少血液凝结，预防血栓的发生；木耳所含的磷脂成分能分解胆固醇和甘油三酯，使血液循环顺畅。

怎样吃防癌抗癌效果好

1. 木耳中起防癌抗癌作用的是木耳多糖，但木耳多糖很容易受温度影响，所以烹调时间不宜过长。为了保留木耳的抗癌有效营养素，最佳烹调方法是生拌，就是直接用冷水泡发，开水焯后加调料凉拌。

2. 泡发木耳最好不要超过 2 小时，这样可以减少防癌抗癌营养素的流失，抗癌效果更好。

爽口木耳

调节身体免疫力

材料　水发木耳 200 克，红椒 30 克。

调料　葱末、蒜末、盐各 3 克，生抽、白糖、醋各 5 克，鸡精、香油各少许。

做法

1. 木耳择洗干净，撕成小朵，焯 2 分钟，捞出投凉，控净水；红椒去蒂及子，切丝。
2. 将木耳、红椒丝、葱末、蒜末、盐、白糖、生抽、醋、鸡精、香油拌匀即可。

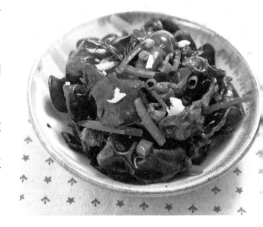

木耳豆腐汤

促进肠道致癌物排出

材料　干木耳 10 克，豆腐 100 克。

调料　盐、鸡精各 2 克。

做法

1. 木耳用温水泡发，择洗干净，撕成小块；豆腐切片，放入沸水中焯一下。
2. 锅中放入适量水，大火烧开，然后放入木耳和豆腐，炖 10 分钟后加入盐、鸡精调味即可。

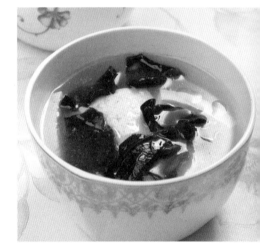

胡萝卜烩木耳

促进肠道蠕动

材料　胡萝卜 200 克，水发木耳 50 克。

调料　姜末、葱末、白糖各 3 克，盐 2 克，生抽 10 克，香油少许，植物油适量。

做法

1. 胡萝卜洗净，切片。
2. 锅置火上，倒油烧至六成热，放入姜末、葱末爆香，下胡萝卜片、木耳翻炒，加入生抽、盐、白糖翻炒至熟，点香油调味即可。

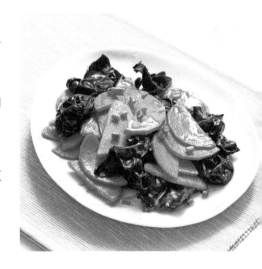

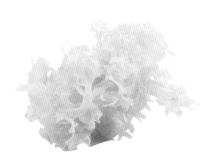

银耳

银耳多糖能调节身体免疫力

银耳又称作白木耳、雪耳、银耳子等，颜色洁白，入口滑滑嫩嫩，是凉拌和做甜品的好食材，经常搭配冰糖煮粥等食用。

防癌抗癌关键营养素
银耳多糖、硒

哪些人不宜食用
风寒咳嗽者忌用。

推荐用量
60克/天（水发）

20克银耳
1小盘（水发）

为什么能防癌抗癌

银耳多糖：是有效的抗癌成分，通过提高机体免疫功能，间接抑制癌细胞的生长和扩散。有实验证明，银耳中的多糖能提高白血病患者淋巴细胞的转化率，是重要的免疫增强剂。

硒：能提高肝的解毒能力，增强机体抗癌能力，还能增强癌症患者对放疗、化疗的耐受力。

其他养生功效

美容瘦身：银耳富含天然植物性胶质，滋阴养颜、清肠和胃，长期服用可去除脸部黄褐斑、雀斑。银耳还富含膳食纤维，可减少脂肪吸收。

预防骨质疏松：银耳富含的维生素D可防止钙的流失，预防老年性骨质疏松症。

怎样吃防癌抗癌效果好

银耳加适量冰糖炖煮，常食可以缓解癌症患者放疗或化疗后引起的津液亏损、口干咽燥等症状，此外，防癌抗癌效果也不错。

小贴士
不要吃隔夜银耳

隔夜银耳的营养成分会减少并产生有害物质。因为银耳含有较多的硝酸盐类，煮熟后如果放的时间比较久，在细菌的分解作用下，硝酸盐会还原成亚硝酸盐，有可能进一步转化为致癌物质亚硝胺。

银耳绿豆粥

提高机体免疫力

材料 大米 60 克，绿豆 40 克，小米 30 克，银耳 5 克，山楂糕 10 克。

调料 白糖 5 克。

做法

1. 绿豆洗净，用水浸泡 4 小时；银耳用水泡发，去除硬蒂，撕成小朵；山楂糕切成小丁；大米、小米分别洗净，大米用水浸泡 30 分钟。

2. 锅置火上，倒入适量清水烧开，放入大米、小米、绿豆、银耳，大火煮沸后，改小火煮至豆米开花，粥黏稠，加白糖、山楂糕丁拌匀即可。

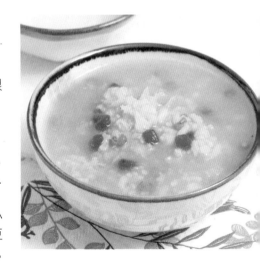

银耳拌黄瓜

缓解放化疗的副作用

材料 银耳（干）20 克，黄瓜 100 克。

调料 醋 10 克，盐 2 克，鸡精少许，蒜末 5 克。

做法

1. 银耳泡发，择洗干净，撕成小朵，入沸水中焯透，捞出，沥干水分，凉凉；黄瓜洗净，切丝。

2. 取小碗，放入醋、盐、鸡精、蒜末拌匀，制成调味汁。

3. 取盘，放入黄瓜丝和银耳，淋入调味汁拌匀即可。

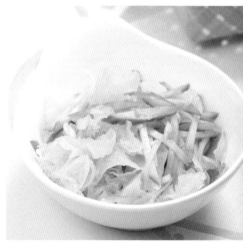

冰糖红枣银耳羹

抑制癌细胞扩散

材料 银耳 15 克，红枣 30 克。

调料 冰糖 20 克。

做法

1. 银耳与红枣用温水浸泡 30 分钟，银耳去蒂、撕小朵。

2. 锅中加适量清水，倒入银耳，大火煮开至银耳开始发白，加入红枣，继续大火煮 10 分钟后，转入小火炖 30 分钟。

3. 待银耳变得黏软，红枣味儿开始渗出，加入冰糖，搅拌均匀即可。

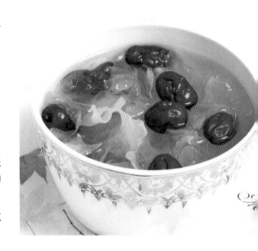

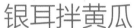

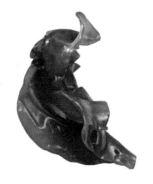

海带

昆布多糖抑制癌细胞生长

海带也叫昆布，是人类摄取碘、钙、铁等矿物质的宝库，含有许多有益于人体健康的营养成分。日本人把海带称为"长寿菜"。

防癌抗癌关键营养素	推荐用量
昆布多糖、碘	100 克 / 天（水发）
哪些人不宜食用	50 克海带
脾胃虚寒有湿者少食。	1 小盘（水发）

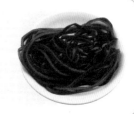

为什么能防癌抗癌

昆布多糖：能通过激活巨噬细胞，抑制癌细胞增殖而杀死癌细胞，也可通过抑制癌血管生成而抑制癌细胞生长，还可直接抑制癌细胞生长。

碘：血液酸化是导致癌变的因素之一，而海带中的碘能阻止血液酸化，阻断癌症的发生，尤其是乳腺癌。

其他养生功效

降脂降压：海带富含不饱和脂肪酸、膳食纤维、钙，能清除附着在血管壁上的胆固醇，促进胆固醇的排泄；降低血压。

排毒保健：海带含碘丰富，据测定，干海带每 100 克碘含量可达 3.6 毫克（36240微克），成人每日碘需要量 150 微克，碘被人体吸收后，能帮助排泄有害物质。

怎样吃防癌抗癌效果好

1. 用淘米水泡发海带，或者在煮海带时加少许（不能过多）小苏打可以让海带变软。还有一种方法，是把成团的干海带铺平放在蒸屉里隔水蒸 30 分钟左右，然后用清水浸泡一夜。

2. 海带买回来后应尽快食用。一次吃不完，要把拆封后的海带冷藏在冰箱中，否则其营养价值就会降低，不利于防癌抗癌。

小贴士
海带上的白霜是宝贝

购买干海带时会发现，海带外表覆盖着一层类似白霜的物质，其实那是重要的营养成分——甘露醇，具有降压利尿和消肿的作用，在解酒、减肥方面也有一定的效果，所以在买干海带时应选择白霜多的。

海带柠檬汁

激活巨噬细胞

材料　水发海带 150 克，柠檬 10 克。

调料　蜂蜜适量。

做法

1. 海带洗净，切成小丁；柠檬去皮、去子，切丁。
2. 将海带丁、柠檬丁倒入榨汁机中，加入适量饮用水，搅打均匀后倒入杯中，加入蜂蜜搅匀即可。

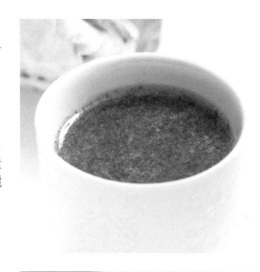

蒜香海带丝

抑制癌细胞生长

材料　水发海带丝 100 克，蒜泥、熟黑芝麻各 5 克。

调料　盐 2 克，生抽、醋各 8 克，香油少许。

做法

1. 海带丝洗净后过滚水汆烫，沥干。
2. 在海带丝中倒入蒜泥，再浇上生抽、醋、香油、盐和熟黑芝麻拌匀即可。

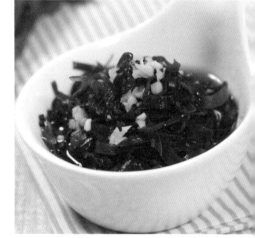

冬瓜海带汤

抑制癌细胞增殖

材料　冬瓜 150 克，海带 50 克。

调料　盐 2 克，葱段 5 克。

做法

1. 冬瓜洗净，去皮、去瓤，切块；海带泡软洗净，切块。
2. 锅置火上，倒适量清水，放入冬瓜、海带煮熟，出锅前撒上葱段，放盐调味即可。

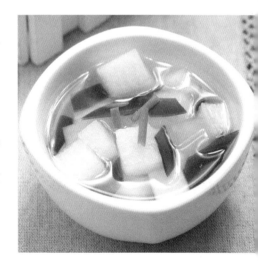

一眼看出食物
防癌抗癌的最佳食用方法

可以直接食用的食物

苹果、香蕉、柑橘、番木瓜、浆果类、酸奶等。

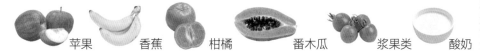

苹果　　　　香蕉　　　　柑橘　　　　　番木瓜　　　　浆果类　　　　酸奶

适合烹饪后食用的食物

南瓜、茼蒿、红薯、土豆、茄子、山药、菌类、藻类、大豆、糙米、荞麦、鸡肉、鸡蛋、鱼类等。

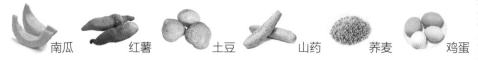

南瓜　　　　红薯　　　　土豆　　　　山药　　　　荞麦　　　　鸡蛋

推荐榨汁食用的食物

圆白菜、西蓝花、番茄、胡萝卜、白萝卜、菠菜、小白菜、苹果、草莓、浆果类等。
需要特别注意：只要是没有异味、怪味的食物，可直接食用，即适用榨汁的方法。

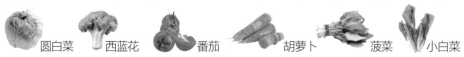

圆白菜　西蓝花　　　　番茄　　　　胡萝卜　　　　菠菜　　　　小白菜

适合饮用的食物

蜂蜜、红茶、绿茶等。

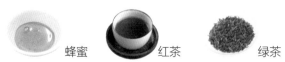

蜂蜜　　　　　红茶　　　　　绿茶

注：上述仅供参考，您也可以根据自己的喜好进行选择。

PART

4

吃水果找准时间，
有效防癌抗癌

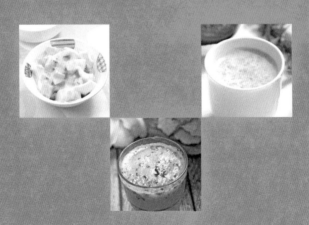

每天宜摄入水果 200 ~ 350 克

新鲜水果富含多种矿物质和维生素，还含有类黄酮等多种抗氧化成分，均可抑制各种致癌物质的作用，修复受损的 DNA，具有防癌的作用，但也不宜摄入过多。因水果含有较多的糖分，包括果糖、葡萄糖和蔗糖，糖分摄入太多会造成肥胖。对于荷瘤（带瘤）状态的患者，过多糖分会为癌细胞提供养料，降低身体抗击癌细胞的能力。

《中国居民平衡膳食宝塔（2016）》中建议每人每天摄入的水果量控制在 200 ~ 350 克，相当于 1 ~ 2 个中等大小的苹果，防癌抗癌的人群可按照这个标准来控制水果量。

水果选择新鲜应季最好

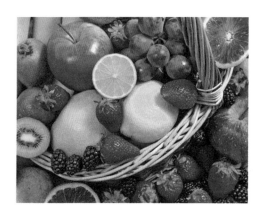

对于防癌抗癌的人来说，吃水果应遵循一个原则：优选新鲜应季水果。"新鲜"这一点不难理解，因为新鲜的水果才能保留更多的营养成分，口感也会更好。

应季水果经过充分的日晒，口感、营养等更佳。夏季应多吃杏、西瓜、桃、李子等，而秋季应多吃梨、葡萄、苹果等。水果成熟期很短，且难以储藏，只能集中上市，因此，应季水果就成为首选。

抓住吃水果黄金期，防癌效果好

很多人都有饭后马上吃水果的习惯，其实这是不科学的。因为人吃过熟食后，体内的白细胞会明显升高，而白细胞是为了对付侵入人体的致病菌，可人进食水果后，免疫系统会开启，长此以往，会降低免疫系统的敏感性，甚至损害免疫系统，不利于防癌抗癌。所以，吃水果黄金期是饭前 1 小时或饭后 2 小时，有利于保护人体免疫功能，有效对抗癌症。

水果尽量连皮带子一起食用

很多人在吃水果时往往会把果皮、果核弃去不

> **小贴士**
> **冬季吃水果应稍加热再吃**
>
> 1. 热水浸泡，如香蕉、橘子、柚子、石榴等水果，取出果肉后放入碗中或食品袋里在热水中浸泡几分钟即可。
> 2. 微波加热也是一种不错的方法，梨、苹果、橙子、山楂等水果可切成小块加热 30 秒。

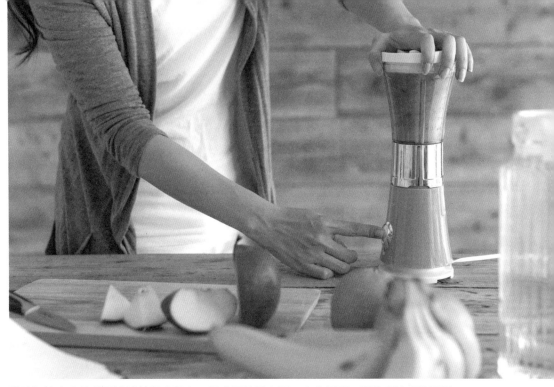

榨汁机榨出来的蔬果汁鲜美程度很高，风味保护得也好，十分便利，且防癌抗癌效果好。

要，其实很多果皮、果核不仅富含维生素 C、果胶、膳食纤维，还含有抗氧化的花青素、白藜芦醇等物质，可以清除身体内有害的自由基，对预防癌症有一定的疗效。

　　例如，苹果皮中的总多酚含量达 307 毫克 /100 克，总黄酮为 184 毫克 /100 克，原花青素为 105 毫克 /100 克，这些都是有利于防癌抗癌的成分；再如葡萄皮中的白藜芦醇就是一种抗癌物质，能抑制组织细胞内癌基因的作用；葡萄子中的花青素，具有抗氧化的作用。

　　因此，预防癌症的人吃水果时最好连皮带子一起食用，或者把皮留下来晒干，泡茶或煮水饮用，如苹果皮、梨皮、橘子皮等；也可以与果肉一起榨汁饮用，或是做成菜食用，如西瓜皮等。

水果蔬菜搭配吃，防癌效果加倍

　　吃水果时，搭配点蔬菜能发挥不同营养成分的协同作用，增强防癌抗癌功效。如葡萄含有丰富的白藜芦醇，能抑制 DHA 合成而抑制癌细胞的生长，还能诱发细胞周期的阻滞；而芦笋所含的维生素 P 能阻断致癌物的合成及代谢活化，抑制细胞增殖，所以，葡萄和芦笋搭配食用能增强对抗癌症的效果。

　　需要注意的是：水果蔬菜一起榨汁时，不要过滤去渣，这样能保留更多的营养素，有效对抗癌症。

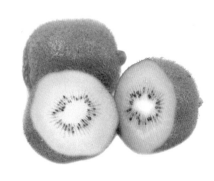

猕猴桃

维生素 C 调节机体免疫力

猕猴桃有黄色和绿色之分，并且除鲜食外，还可加工成果酱、果酒、罐头、果干、果脯等。鲜猕猴桃中维生素 C 的含量很高，能够有效抑制硝化反应，防止癌症发生。吃烧烤食物等易致癌食物之后不妨吃个猕猴桃，可抑制癌症。

防癌抗癌关键营养素 维生素 C、半胱氨酸蛋白酶、其他活性物质	推荐用量 100 ~ 200 克 / 天
哪些人不宜食用 猕猴桃性寒，脾胃虚弱者不宜多吃。	120 克猕猴桃 1 个中等大小

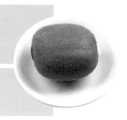

为什么能防癌抗癌

维生素 C：有很好的抗氧化作用，能阻断人体内致癌物质——亚硝胺的生成。此外，还能提高机体免疫功能，促进抗癌物质干扰素的产生，消灭癌细胞，阻止癌细胞转移扩散，抑制癌细胞活化，减少自由基的生成，有效防癌抗癌，是预防乳腺癌的佳品。

半胱氨酸蛋白酶：可以将食入的动物蛋白水解成易于消化吸收的形式，减轻消化道的负担，增强机体对癌细胞的抵抗力。

其他活性物质：猕猴桃汁阻断亚硝胺合成率高达 98%，所以是最有效的阻断剂。猕猴桃中抗癌物质除了维生素 C、半胱氨酸蛋白酶等，还有其他的可以阻断亚硝胺生成的活性物质，所以能很好地预防胃癌。

其他养生功效

美容瘦身：猕猴桃富含维生素 E 和维生素 K，对减肥健美、美容有独特的功效；所含的叶酸，能预防胎儿的神经管畸形；丰富的叶黄素在视网膜上积累，能防止斑点恶化。

怎样吃防癌抗癌效果好

1. 猕猴桃可以去皮后直接食用。

2. 将猕猴桃打成汁，和蜂蜜调匀，加适量水早晚服用，有抗癌消肿的作用，对癌症有辅助治疗的作用。

3. 猕猴桃榨汁、做糕点等都有防癌抗癌的作用。

葡萄猕猴桃汁

增强机体免疫力

材料 猕猴桃 100 克，葡萄 50 克，柠檬 30 克。
调料 盐 2 克。
做法
1. 葡萄连皮用盐水洗净，切成两半，去子；柠檬洗净，切块，榨汁；猕猴桃去皮，切块。
2. 强葡萄块、柠檬汁、猕猴桃块一起放入榨汁机中，榨成汁后倒入杯中即可。

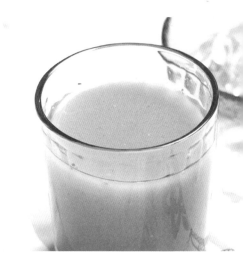

猕猴桃枸杞粥

抑制癌细胞活化

材料 猕猴桃 30 克，大米 100 克，枸杞子 10 克。
调料 冰糖适量。
做法
1. 大米洗净，稍微浸泡；猕猴桃去皮、切块；枸杞子洗净、泡好。
2. 锅中加水，加入大米，煮至米涨开变浓稠时，放入枸杞子和猕猴桃块，煮 2 分钟左右，加冰糖调味即可。

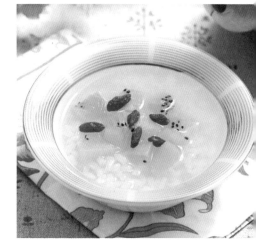

鸡蛋水果沙拉

阻断亚硝胺的形成

材料 猕猴桃 100 克，芒果 50 克，鸡蛋 1 个。
调料 原味酸奶适量。
做法
1. 鸡蛋煮熟，切成小块；猕猴桃洗净，去皮，切丁；芒果洗净，去皮核，切丁。
2. 取盘，放入鸡蛋丁、猕猴桃丁、芒果丁，将原味酸奶淋在水果丁上拌匀即可。

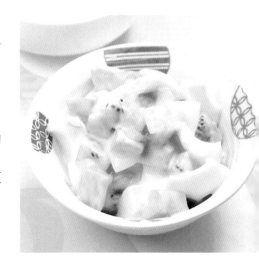

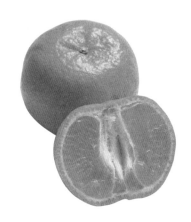

橘子

柠檬苦素能促使致癌物分解

橘子色彩鲜艳、酸甜可口，是秋冬季常见的美味佳果。许多人吃橘子时，都习惯将橘瓣外的白色筋络摘掉，其实，这种吃法是不科学的，橘瓣外的白色筋络是一味中药——"橘络"，有很高的保健价值。

防癌抗癌关键营养素 柠檬苦素、橙皮苷、膳食纤维、维生素C	**推荐用量** 100克/天
哪些人不宜食用 风寒感冒咳嗽、有痰者不宜食用。	**100克橘子** 2个中等大小

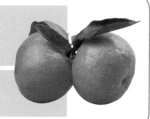

为什么能防癌抗癌

柠檬苦素：能使致癌物质分解，抑制和阻断癌细胞的生长，阻止致癌物对细胞核内的损伤，保护基因的完好，达到防癌抗癌的作用。

橙皮苷：有抗炎、抗溃疡及利胆作用，对保护血管、降低血压、预防冠心病很有帮助。

膳食纤维：能促进肠胃蠕动，减少致癌物和肠壁的接触，有效预防癌症。

其他养生功效

调节血压：橘皮中含有的橘皮苷可以增强毛细血管的韧性，调节血压，扩张冠状动脉，是预防冠心病和动脉硬化的佳品。

控制血糖上升：橘子中的维生素C可维持胰岛素的敏感性，促进机体对葡萄糖的敏感性。此外，其所含的膳食纤维能延缓葡萄糖的吸收，降低机体对胰岛素的需求，延缓血糖上升速度。

美容养颜：富含维生素C与柠檬酸，前者具有美容作用，后者可消除疲劳。

怎样吃防癌抗癌效果好

1. 橘子越甜，抗癌效果越好。一般情况下，形状扁平、表皮小颗粒细而密、颜色较深的柑橘较甜一些。

2. 用带皮的橘子榨取果汁是防癌抗癌最理想的方法，在榨汁的过程中，橘子的皮、核全被绞碎，各种营养物质，包括各种防癌物质全部都溶解在果汁中了。

番茄橘子汁

减少致癌物与肠壁的接触

材料　番茄 300 克，橘子 150 克。
做法
1. 橘子、番茄洗净，去皮，分瓣，切块。
2. 将橘子块和番茄块分别放入榨汁机中榨汁，然后将榨好的橘子汁和番茄汁倒入大杯中，混合均匀即可。

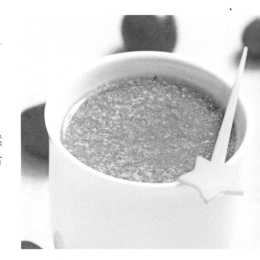

猕猴桃橘子汁

阻止致癌物对细胞核的损伤

材料　猕猴桃、橘子各 150 克。
调料　蜂蜜适量。
做法
1. 猕猴桃洗净，去皮，切小块；橘子洗净（不去皮和核），切小块。
2. 将猕猴桃块、橘子块一起放入榨汁机中，加入适量饮用水搅打均匀，然后调入蜂蜜即可。

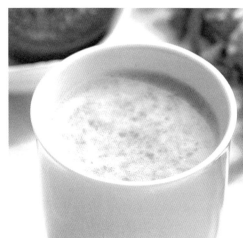

草莓橘子酸奶

抑制癌细胞的生长

材料　橘子 100 克，草莓 50 克，酸奶 200 克。
做法
1. 草莓去蒂、洗净、切丁；橘子洗净（不去皮和核），切小块。
2. 将草莓丁、橘子块和酸奶一同放入榨汁机中打匀即可。

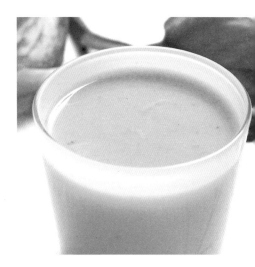

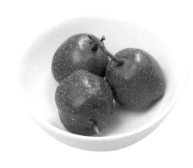

山楂

牡荆素化合物能阻断致癌物合成

在吃完东西不消化的时候，很多人会想到吃几颗山楂，或者山楂片，再或者吃点山楂糕这些酸溜溜的东西，这是因为山楂有很好的助消化功效。其实，山楂除了助消化外，还有很多保健功效。

防癌抗癌关键营养素 牡荆素化合物、维生素 C、黄酮类物质、三萜类物质	推荐用量 100 克 / 天
哪些人不宜食用 山楂味道较酸，脾胃虚弱者、胃酸过多者不宜食用。	100 克山楂 8 个中等大小

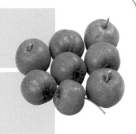

为什么能防癌抗癌

牡荆素化合物：能阻断致癌物的合成及代谢活化，抑制细胞信号传导通路，抑制细胞增殖，诱导细胞凋亡，增强机体免疫功能。

维生素 C：具有抗氧化作用，能阻断并减少自由基的生成，增强机体的免疫力，有抗癌的作用。

其他养生功效

健胃消食：山楂可消积化滞，其所含解脂酶能促进胃液分泌，增加胃内消化酶，促进脂肪类食物的消化，减少胆固醇的堆积。

怎样吃防癌抗癌效果好

1. 山楂最好煮熟后再食用，因为其所含营养素易被消化吸收，可有效对抗癌症。

2. 煮粥时，放上一点山楂，既可以帮助消化，又可以辅助抗癌。

3. 煮山楂时，千万不要用铁锅，否则会失去原有的作用。

> **小贴士**
> **山楂不宜空腹吃**
>
> 山楂中含有大量的有机酸、果酸、山楂酸等，空腹食用会使胃酸猛增，对胃黏膜造成不良刺激，使胃胀满、反酸，增强饥饿感并加重原有的胃痛。

胡萝卜山楂汁

增强机体免疫力

材料　胡萝卜 150 克，山楂 100 克。
调料　冰糖适量。
做法
1. 山楂洗净，去核，切碎；胡萝卜洗净，切丁。
2. 将山楂碎、胡萝卜丁一起放入果汁机中，加入适量饮用水搅打，打好后加入冰糖调匀即可。

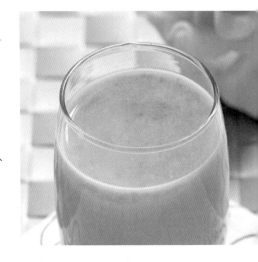

山楂红糖水

阻断致癌物的代谢活化

材料　带核鲜山楂 15 个。
调料　红糖适量。
做法
1. 山楂洗净后加入适量水，小火熬煮至烂熟。
2. 加入红糖，再熬煮至其成为稀糊状即可。

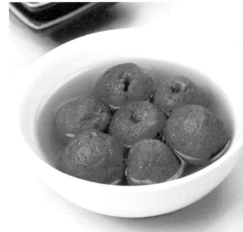

山楂粥

抑制癌细胞增殖

材料　大米 80 克，鲜山楂 50 克。
调料　冰糖 5 克。
做法
1. 山楂洗净，去子和蒂；大米洗净，浸泡 30 分钟。
2. 锅内加适量清水烧开，放入山楂、大米，煮开后转小火熬煮至米粒软烂。

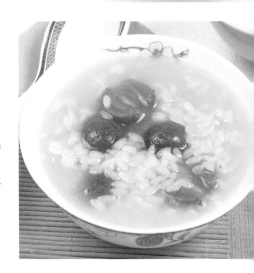

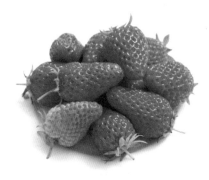

草莓

单宁酸能减少癌症发生

草莓是一种红色花果，也叫洋莓、地莓，是蔷薇科草莓属植物的通称，外观呈心形，含有特殊的浓郁水果香气，也有很高的养生价值。

防癌抗癌关键营养素 单宁酸、维生素 C、花青素	**推荐用量** 100～200 克 / 天
哪些人不宜食用 痰湿患者、泄泻患者、尿路结石患者不宜多食。	**20 克草莓** 1 大颗

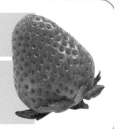

为什么能防癌抗癌

单宁酸：具有较强的抗脂质过氧化、捕捉自由基的能力，可抑制多环芳香烃、黄曲霉素等引起的癌变。还能阻止致癌化学物质的吸收，防癌抗癌效果显著。

维生素 C：可以阻断体内致癌物质亚硝胺的合成，破坏癌细胞增殖时产生的特异酶活性，有一定的防癌抗癌作用。

花青素：癌症是因自由基毁坏 DNA 而导致的，而花青素能清除自由基，抑制癌细胞的扩散，间接对抗癌症。

其他养生功效

调节血糖：富含花青素，还含有鞣花酸、果胶、多酚等多种生理活性成分，常吃草莓可以显著降低坏胆固醇和甘油三酯水平，并能增强红细胞抗氧化能力，对糖尿病、高脂血症、动脉硬化、高血压、冠心病等疾病，都有积极的预防和改善作用。

美白牙齿：其含有的苹果酸是一种收敛剂，与发酵粉混合可发生氧化作用，能去除牙齿表面的污渍，达到美白牙齿的作用。

怎样吃防癌抗癌效果好

1. 洗草莓时，应将草莓放在流动的水中，而且洗前果蒂不要摘除，否则不但味道变差，还会导致维生素 C 流失，不利于防癌抗癌。

2. 饭后吃草莓助消化防肠癌。因为草莓含有膳食纤维，能促进肠胃蠕动，帮助消化，改善便秘，预防肠癌的发生。

3. 将新鲜的草莓洗净，切碎放在酸奶中食用，一次 50 克，有益防癌，适合多种癌症患者食用。

草莓汁

阻断致癌物的合成

材料　草莓 300 克。
调料　蜂蜜适量。
做法
1. 草莓去蒂，洗净，切小块，放入榨汁机中，加入适量饮用水搅打。
2. 打好后倒出，调入蜂蜜即可。

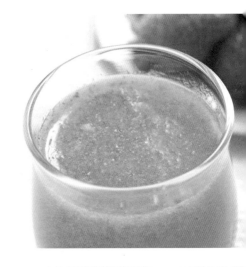

草莓山楂汤

消除自由基

材料　草莓 100 克，山楂 30 克。
调料　白糖适量。
做法
1. 将草莓、山楂分别洗净，山楂去核备用。
2. 锅置火上，倒入适量清水，大火煮沸，放入山楂，改用小火煮 10 分钟，加草莓煮开，加适量白糖煮至化开，搅拌均匀即可。

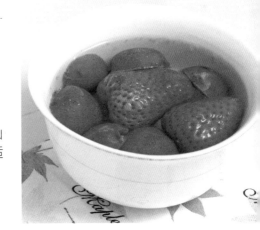

草莓拌黄瓜

抑制癌细胞扩散

材料　草莓 150 克，黄瓜 100 克。
调料　盐 2 克，香油 1 克。
做法
1. 草莓洗净、去蒂，对半切开，黄瓜洗净切块。
2. 取碗加盐、香油调成调味汁。
3. 取盘放入草莓、黄瓜块加调味汁拌匀即可。

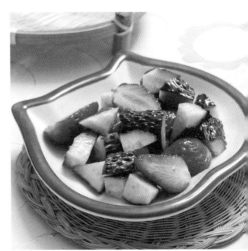

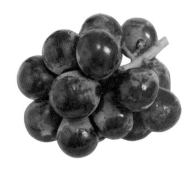

葡萄

白藜芦醇能抑制癌细胞增殖

葡萄营养丰富，被誉为男女老幼皆宜的"果中之珍"，保健功效很多。可直接食用，也可加入到糕点、沙拉中食用，还可以打汁饮用。

防癌抗癌关键营养素 白藜芦醇、花青素、槲皮素	推荐用量 100克/天
哪些人不宜食用 有内热的人不宜多食。	50克葡萄 7颗中等大小

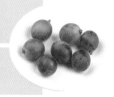

为什么能防癌抗癌

白藜芦醇：是一种天然的抗氧化物，能通过抑制DHA合成而抑制癌细胞的生长。还能诱发细胞周期的阻滞，能诱导多种癌细胞凋亡，如肺癌、胃癌、白血病、乳腺癌、前列腺癌等。

花青素：是天然的抗氧化剂，可抑制癌细胞转移和扩散，破坏白血病细胞的复制能力。

槲皮素：具有抗氧化活性，可消除氧自由基，抑制癌细胞的增殖，具有防癌抗癌的作用。

其他养生功效

快速补充糖分：葡萄中的糖主要是葡萄糖，能很快被人体吸收，防止低血糖。

保护血管：葡萄能阻止血栓形成，并且能降低人体血清胆固醇水平，对预防心脑血管病有一定作用。

护肤抗衰老：葡萄果肉蕴含烟酸及丰富矿物质，可深层滋润、抗衰老及促进皮肤细胞更生，使皮肤滋润保湿。

怎样吃防癌抗癌效果好

1. 葡萄宜带皮一起吃，因为葡萄很多的营养成分储存在表皮中，尤其是有抗氧化效果的花青素、白藜芦醇也主要集中在葡萄皮中，可起到防癌抗癌的功效。

2. 用葡萄打汁时，可以不去皮和子。因为葡萄子中含有丰富的抗氧化成分，对抗皮肤衰老有很好效果，但是直接食用并不能被人体吸收。因此在用葡萄打制果汁的时候，可以整粒葡萄放入果汁机中打制，这样葡萄子也会被打碎，就可以一并被喝下了，防癌抗癌效果更好。

肿瘤医院营养师的防癌抗癌吃法

葡萄汁

消除氧自由基

材料　葡萄 250 克。

做法

1. 葡萄洗净，切成两半。
2. 葡萄块倒入榨汁机中，加入适量饮用水，搅打均匀后倒入杯中即可。

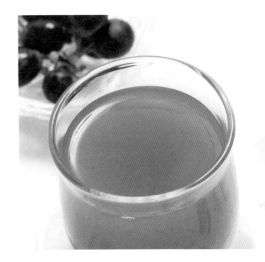

葡萄果酱

诱导多种癌细胞凋亡

材料　葡萄 400 克，柠檬汁 20 克。

调料　细砂糖 30 克。

做法

1. 葡萄洗净，将葡萄皮和肉分开，去子。
2. 将葡萄皮放入搅拌机中，加入少许水和一半细砂糖，搅打成泥状，倒出。
3. 将葡萄皮泥、葡萄肉，还有另外一半细砂糖放入锅中，加柠檬汁和适量水搅匀，小火加热，直到熬至黏稠时关火即可。

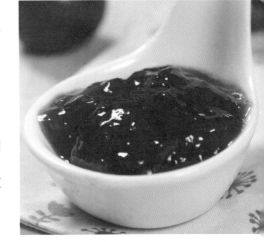

葡萄鲜橙汁

破坏癌细胞

材料　葡萄 100 克，橙子 50 克。

调料　蜂蜜适量。

做法

1. 葡萄洗净切碎；橙子去皮，切丁。
2. 将备好的食材放入榨汁机中，加适量水搅打，打好后加入蜂蜜调匀即可。

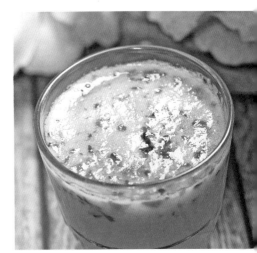

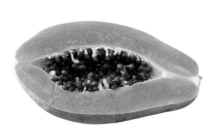

番木瓜

番木瓜碱能抑制癌细胞生长

木瓜素有"百益果王"之称，果皮光滑美观、果肉厚实细致、香气浓郁、汁水丰多、甜美可口、营养丰富。

防癌抗癌关键营养素 番木瓜素、维生素C	推荐用量 50克/天
哪些人不宜食用 无。	50克番木瓜 半个中等大小的木瓜十字切的1/4

为什么能防癌抗癌

番木瓜碱：具有抗淋巴细胞白血病的活性，并能阻止致癌物质亚硝胺的合成，有利于防癌抗癌。

维生素C：含量很高，是苹果的48倍，具有阻止人体致癌物质亚硝胺合成的作用，能很好地预防各种消化系统癌。

其他养生功效

缓解关节痛：木瓜能舒筋活络、净化血液，对痛风患者关节肿痛、肌肤麻木症状也有很好的缓解作用。

增强抗病能力：木瓜中含有大量水分、碳水化合物、蛋白质、脂肪、多种维生素及人体必需的氨基酸，能为人体补充营养，增强机体的抗病能力。

怎样吃防癌抗癌效果好

1. 木瓜可以直接食用，也可以榨成汁饮用，防癌抗癌营养素保留完整，有利于对抗癌症。

2. 饭后吃少量木瓜，能帮助肠道消化难以吸收的肉类，减轻肠胃工作量，防止便秘，并预防消化系统癌变。

3. 木瓜叶可以熬汤。把木瓜叶连杆洗干净后切细，放入锅里加水煲1.5～2小时。水量多少无所谓，每天1～2碗就行，也能达到防癌抗癌的作用。

PART

5

其他防癌抗癌的食材

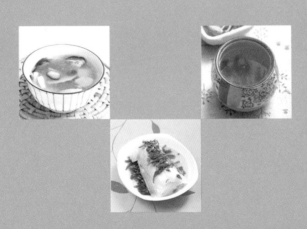

多吃大蒜，降低胃癌发病率

大蒜是菜肴的"配角"，因其特殊的味道，让很多人敬而远之。但有研究显示，大蒜能降低胃癌的发病率。因为胃酸形成的酸性环境，让大多数细菌到达胃部时已经"阵亡"，但幽门螺杆菌却可耐受酸性环境，且能长期定居在肠胃道，久而久之，就会影响肠胃道的正常功能，损伤胃黏膜，引起胃炎、胃溃疡等疾病，进而增加癌变的概率，容易诱发胃癌。

大蒜含有丰富的有机硫化合物，能抑制幽门螺杆菌，而其含有的黄酮醇能帮助人体降解致癌物，所以平时吃饭时，生吃点大蒜，能有效降低胃癌的发病率。

每天吃 25 ~ 35 克坚果，可降低多种癌症发生率

坚果含有多种不饱和脂肪酸、矿物质、维生素 E 和 B 族维生素，所以常食坚果的人罹患癌症的风险会降低。但坚果热量高，不宜多吃，每天摄入 25 ~ 35 克为宜，约 4 个核桃或 15 颗花生。

坚果可以作为零食食用

在两餐之间吃点坚果，既可丰富食物种类，又可补充营养，增强免疫力，对抗癌症。坚果也可以放入菜肴里，如西芹腰果、腰果虾仁等。还可以搭配粗粮、豆类一起做成五谷杂粮粥等，都是不错的选择。

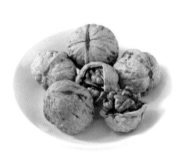

哪些坚果常吃容易致癌

坚果虽然营养丰富，能有效防癌抗癌，但有些坚果是不能吃的，否则容易致癌。

炒焦的坚果
坚果含有丰富的碳水化合物、蛋白质、脂肪，普通的加热不会破坏这些营养物质，但当坚果被炒焦时，温度早已超过200℃，此时原本对身体有益的营养素开始转化为致癌的苯并芘、丙烯酰胺等致癌物。

霉变坚果
霉变坚果容易受黄曲霉菌的侵袭，导致急性中毒，损害肝脏，进而诱发肝癌、胃癌、肾癌、直肠癌、乳腺癌等。

添加色素的坚果

有些坚果生产者会在生产过程中滥用工业素色，如工业石蜡就会导致食物有较强的致癌性，所以购买坚果时一定远离这些经过特殊处理的坚果。

口味太重的坚果

市面上的坚果有咸味的、有奶油味的、有绿茶味的、有五香味的，一般来说，口味越重，添加的盐越多，越容易致癌。

每天喝 4 杯绿茶，癌症风险减少四成

绿茶中所含的茶多酚能清除自由基，有抗氧化的效用，对化学致癌物苯并芘类物质有抑制作用，还能抑制芳基烃受体分子的活性，阻断某些致癌物的生成，杀伤癌细胞和抑制癌细胞生长。

每天喝 4 杯绿茶才能达到防癌抗癌的效果，但怎么喝也是有讲究的。一般 3 ~ 5 克茶叶用 250 ~ 300 毫升的杯子冲泡，喝上 2 ~ 3 杯没问题，上下午可以各冲泡 1 次。

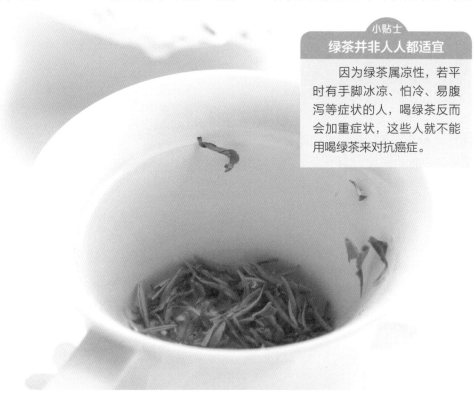

小贴士
绿茶并非人人都适宜

因为绿茶属凉性，若平时有手脚冰凉、怕冷、易腹泻等症状的人，喝绿茶反而会加重症状，这些人就不能用喝绿茶来对抗癌症。

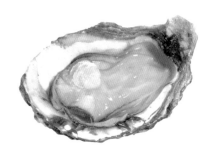

牡蛎

锌能有效抑制多种癌症

牡蛎属于牡蛎科或燕蛤科的双壳类软体动物，它不仅营养丰富、味道鲜美，还是一种防癌抗癌有实效的水产品。

防癌抗癌关键营养素 锌、硒、鲍灵	推荐用量 50 克/天
哪些人不宜食用 虚而有寒者忌用。	50 克牡蛎 5 个中等大小

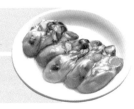

为什么能防癌抗癌

锌：是许多抗氧化酶的成分，有预防自由基损害、维持正常免疫功能的作用。还能调节蛋白质的合成与代谢，调节免疫功能。此外，锌还是 DNA 合成的必要因素，参与所有细胞的分裂及增殖，促进细胞生长发育和组织再生，有利于防癌抗癌。

硒：能阻止致癌物质改变正常细胞内的 DNA，抑制癌细胞发育，刺激细胞内溶酶体活性，进而起到防癌抗癌的作用。

鲍灵：能破坏癌细胞必需的代谢物质，对一些癌细胞有抑制生长的作用。

其他养生功效

控制血压：牡蛎含有丰富的锌元素，能够改变机体的锌/镉比值，降低并减少镉对人体的危害，可有效控制镉所致高血压，有利于稳定高血压患者的病情。

促进肝糖原转化：所含牛磺酸可增强胰岛素促进肝糖原转化的作用，糖原可直接为人体吸收利用，从而减轻胰岛负担。

怎样吃防癌抗癌效果好

1. 鲜牡蛎可以采用清蒸、煮汤、烤等烹调方法，抗癌营养素损失较少，常食可以有效防癌抗癌。

2. 将牡蛎肉与粳米同煮，能达到比较好的抗癌功效。

3. 癌症患者在吃牡蛎时应以清淡为主，避免油炸等食用方式。

小米牡蛎粥

破坏癌细胞必需的代谢物质

材料　小米 100 克，牡蛎肉 50 克。

调料　盐 1 克。

做法

1. 小米洗净；牡蛎肉洗净，用盐水浸泡 20 分钟，捞出备用。
2. 锅中倒入清水，将小米倒入水中煮粥。
3. 将牡蛎放入小米粥中，继续熬煮，用小火熬一会儿加盐调味即可。

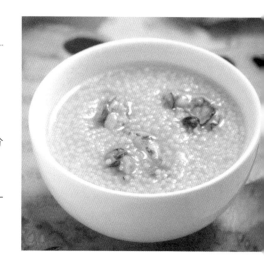

牡蛎蒸饭

刺激细胞内溶酶体活性

材料　牡蛎、大米各 100 克，芝麻 2 克。

调料　酱油 2 克，葱段、蒜蓉、盐各 3 克，香油、胡椒粉各 1 克，植物油适量。

做法

1. 将牡蛎用盐水冲洗干净，沥干水分。
2. 大米洗净，放入电饭锅，加入牡蛎一起蒸熟。
3. 锅内倒油烧热，爆香葱段、蒜蓉，加适量水，放入香油、芝麻、胡椒粉、酱油调成味汁。
4. 吃的时候将味汁浇在牡蛎饭上，拌匀即可。

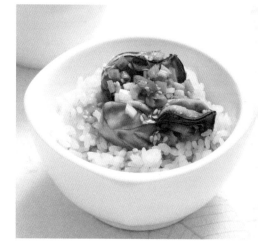

牡蛎豆腐羹

调节免疫功能

材料　牡蛎肉、猪瘦肉各 100 克，豆腐片 250 克，竹笋片 150 克，香菇片 50 克。

调料　盐 2 克，鱼高汤、香油、葱段、水淀粉各适量。

做法

1. 猪瘦肉洗净，切片；牡蛎肉洗净，沥干。
2. 锅内倒油烧热，爆香葱段，放入肉片翻炒变白，加香菇片、竹笋片略炒，倒鱼高汤大火煮开，下豆腐片煮熟，再放牡蛎肉煮 1 分钟，加入盐搅匀，倒入水淀粉勾芡，淋入香油即可。

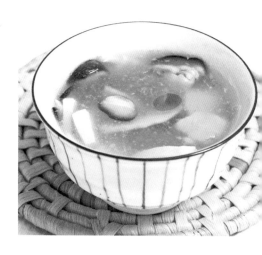

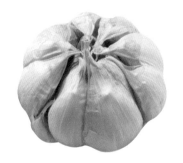

大蒜

大蒜素能杀菌、消毒

大蒜是百合科葱属植物，被誉为"抗癌之王"，有"地里长出的青霉素"之称，常食有杀菌、消毒的作用。

防癌抗癌关键营养素	推荐用量
大蒜素	生蒜1克，熟蒜20克
哪些人不宜食用	10 克大蒜
大蒜有较强的刺激性，胃溃疡患者和阴虚火旺者不宜食用。	3 瓣

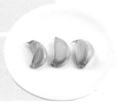

为什么能防癌抗癌

大蒜素：能激活体内的 T 淋巴细胞、B 淋巴细胞和巨噬细胞等抗癌免疫细胞的生物活性，从而加强对癌细胞的识别、吞噬和清除作用。此外，大蒜素能抑制胰癌细胞集中，其功能优于常用抗癌药物，且无不良反应。

其他养生功效

抑菌消毒：大蒜中的辣素具有很强的杀菌消毒能力，可预防流感，驱虫。

防止动脉硬化：大蒜素转变而成的二烯丙基二硫化物，可降低肝脏中用于促进胆固醇合成的酶水平，进而抑制胆固醇的形成，有效防止动脉硬化。

怎样吃防癌抗癌效果好

1. 大蒜中起抗癌作用的是大蒜素，只有将大蒜切成片暴露在空气中15分钟左右，使它与空气中的氧气结合后才可以产生大蒜素，这样生吃能更好地发挥大蒜的营养价值和抗癌作用。

2. 大蒜若想有更好的杀菌效果，宜生吃，不宜加热。因为大蒜加热会使具有抗菌作用的有机硫化物含量下降，不利于对抗癌症。

3. 独头蒜是植株营养不足、发育不良、不能产生多瓣的大蒜鳞茎，其口感辛辣，活性成分大蒜素含量更高，抗击癌症的效果比普通蒜瓣更强。

腊八蒜

激活免疫活性

材料 大蒜 200 克。

调料 米醋 300 克，白糖 20 克。

做法

1. 大蒜去皮，切掉顶头部分，将处理后的蒜放入干净的小罐子里。
2. 在装好大蒜的小罐子里倒入米醋，没过蒜，放入白糖，然后将小罐子口密封好，放在阴凉通风处，大概 15 天即成。

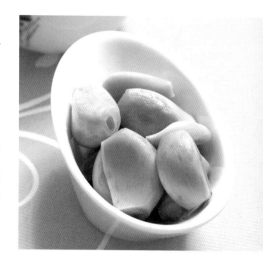

蒜泥海带粥

杀菌

材料 大米 50 克，水发海带 15 克，大蒜 2 瓣。

调料 盐 2 克。

做法

1. 水发海带洗净，切碎；大蒜瓣剥皮，捣烂。
2. 大米、海带碎加适量水先煮，待成粥后再加入蒜泥调味，稍煮片刻加盐即可。

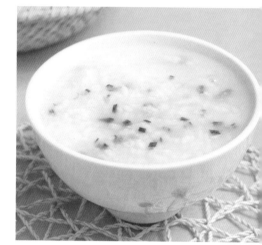

蒜蓉蒸南瓜

消毒、增强抗病能力

材料 南瓜 500 克，蒜蓉 20 克。

调料 盐 2 克，鸡粉 5 克，植物油适量。

做法

1. 南瓜去皮、去瓤，洗净，切片，放在碟上。
2. 锅内加入适量植物油，烧热后加入蒜蓉，小火搅动蒜蓉至淡黄色，连油一起倒入碗中。
3. 碗中加入盐和鸡粉搅匀，抹在南瓜片上，隔水蒸 15 分钟即可。

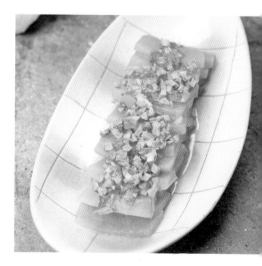

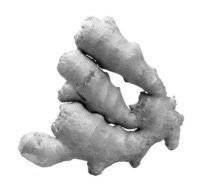

姜

姜辣素能抑制癌细胞的生长

生姜有独特的辛辣芳香，是一种常用的调味品，可使菜肴鲜美可口，味道清香，也有防病抗癌的重要作用。

防癌抗癌关键营养素 姜辣素、生姜酚	推荐用量 10 克/天
哪些人不宜食用 血虚又气滞血瘀者忌食。	**10 克姜** 直径 2 厘米、长 3.5 厘米的 1 块

为什么能防癌抗癌

姜辣素：可刺激舌头上的味觉神经，刺激胃黏膜感受器，促进消化液分泌，增强肠胃蠕动，加强消化功能，降低胃癌的发生率。

生姜酚：能阻止细胞癌变，预防癌症的发生。

其他养生功效

杀菌治病：姜所含的挥发油有杀菌解毒作用，炒菜时放些姜，既可调味，又可解毒；而着凉、感冒时喝姜汤，还能起到很好的预防、治疗作用。

补虚壮阳：姜作为药食两用的食材，有温暖身体、解表散寒的功效，可帮助体虚的人补肾壮阳。

预防糖尿病性肾病：生姜中的姜酮、姜辣素、姜醇等物质能加速血液循环，降低尿蛋白，改善肾功能，对预防糖尿病性肾病有帮助。

怎样吃防癌抗癌效果好

1. 姜为"呕家圣药"，对消化系统癌症或接受化疗的癌症患者有止呕的作用。具体方法：榨姜汁，滴在舌头上，慢慢咽下，或口含姜片；或用姜煮汤代茶饮都可以。

2. 食管癌患者吃些姜汁可以缓解堵塞在口中的痰涎。

3. 胃癌患者手术后，可以将干姜和乌梅一同煮汤，加少许白糖食用，有利于身体的恢复。

4. 肺癌患者咀嚼姜片，可以帮助清除肺中淤积的痰。

生姜豆芽粥

阻止细胞癌变

材料 黄豆芽 50 克，大米 100 克，生姜 20 克。

做法

1. 黄豆芽洗净，除根须；大米洗净，用水浸泡 30 分钟；生姜洗净，切丝。
2. 锅置火上，倒入适量清水烧沸，放入大米、黄豆芽、生姜丝用大火煮开，再转小火煮至米熟但不开花即可。

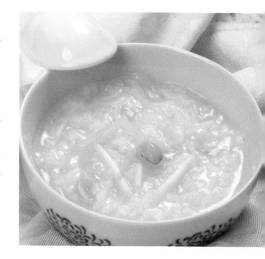

姜丝面

杀菌、防癌

材料 面条 200 克，黄瓜 100 克，子姜 15 克。
调料 盐、鸡精各 2 克，香油 3 克，醋 10 克。

做法

1. 黄瓜洗净，切成丝；子姜洗净，切丝，放盐腌 10 分钟。
2. 将面条煮熟，捞出放入碗中，然后将黄瓜丝、姜丝码在面上，再加香油、醋、盐、鸡精拌匀即可。

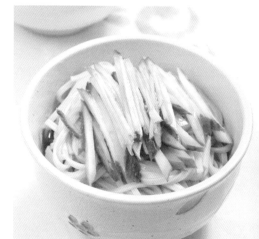

子姜肉丝

促进肠胃蠕动，预防胃癌

材料 猪里脊肉丝 150 克，子姜丝 50 克。
调料 盐 2 克，水淀粉 25 克，料酒、葱丝各 10 克，酱油 5 克，鲜汤 20 克，香油少许，植物油适量。

做法

1. 猪里脊肉丝放入盐、水淀粉、料酒拌匀上浆后腌制 10 分钟；将盐、水淀粉、料酒、酱油、鲜汤放入碗中，调匀成芡汁。
2. 锅内倒油烧热，放入肉丝滑散，加姜丝、葱丝炒至断生，勾芡，淋上香油炒匀即可。

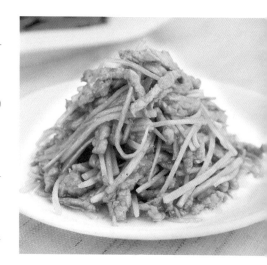

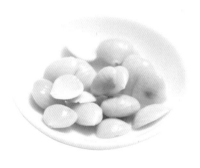

苦杏仁

苦杏仁苷能增加抗癌效果

杏仁可分为甜杏仁和苦杏仁两种，甜杏仁可生食或熟食，气味香甜，可放入菜肴和蛋糕中，具有润肺、止咳、通便的作用；而苦杏仁带苦味，多为药用，也被称为"抗癌之果"。

防癌抗癌关键营养素 苦杏仁苷、维生素C、多酚	**推荐用量** 10粒/天
哪些人不宜食用 阴虚咳嗽及大便溏泄者忌食。	**10粒苦杏仁** 1勺（15毫升勺子）

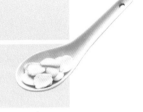

为什么能防癌抗癌

苦杏仁苷：①是一种生物活性物质，进入血液可以专杀癌细胞，不影响正常细胞，可改善癌症患者的一些症状。②有提高机体抗病及吞噬癌细胞的能力。

维生素C和多酚：这些成分既能降低人体胆固醇，减少心脏病和多种其他慢性病的危险性，还具有一定的防癌抗癌作用。

其他养生功效

抗炎、镇痛：苦杏仁苷能通过分解苯甲醛静息缩合酶作用而产生安息香，而安息香具有镇痛作用，所以常用来缓解晚期肝癌患者的痛苦，有的甚至不需要服用止痛药。

润肠通便：苦杏仁微苦，且富含脂肪油，能提高肠内容物对肠黏膜的润滑作用，所以苦杏仁有润肠通便的作用。

怎样吃防癌抗癌效果好

苦杏仁具有一定的抗癌效果，但如果食用不当会导致中毒，所以食用不宜过量。可以通过浸泡、煮熟，减少甚至消除有毒物质。此外，一定要去皮和尖。

苦杏仁米糊

降低胆固醇，抗击癌症

材料 大米 50 克，苦杏仁 10 克。

调料 冰糖 10 克。

做法

1. 大米洗净，用水浸泡 30 分钟。
2. 将大米、苦杏仁倒入全自动豆浆机中，加水至上、下水位线之间，按下"米糊"键，煮至豆浆机提示米糊做好，加入冰糖搅拌至化开即可。

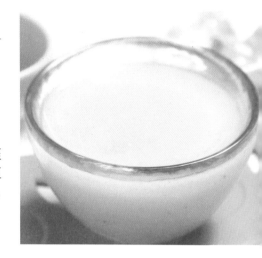

鹌鹑苦杏仁粥

抑制癌细胞，预防癌症

材料 鹌鹑肉、大米各 100 克，桂圆 15 克，苦杏仁 10 克。

调料 姜末、料酒、酱油各 10 克，盐 2 克。

做法

1. 鹌鹑肉洗净，切块，加料酒、酱油腌渍入味；大米洗净，用水浸泡 30 分钟。
2. 锅置火上，加清水烧沸，放大米、桂圆、姜末、鹌鹑块、苦杏仁，大火煮沸后转小火熬至粥熟，加盐调味即可。

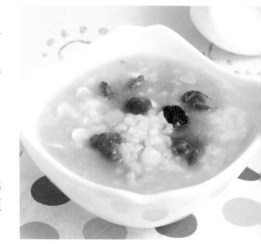

萝卜杏仁汤

保留完整的抗癌营养素

材料 白萝卜、胡萝卜各 100 克，猪瘦肉 50 克，苦杏仁、蜜枣各 10 克。

调料 盐 2 克，鸡精、香油各 2 克。

做法

1. 白萝卜、胡萝卜均洗净，切块；猪瘦肉洗净，切块；苦杏仁、蜜枣均洗净。
2. 将萝卜块、杏仁、猪瘦肉块、蜜枣一起放入汤锅中，加适量清水，大火煮沸后转小火煲 30 分钟，加盐、鸡精调味，淋入香油即可。

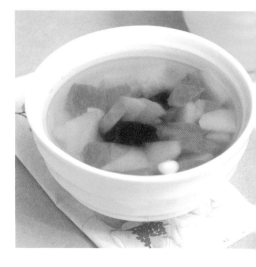

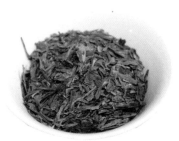

绿茶

茶多酚能诱导癌细胞凋亡

茶是防癌抗癌的佳品，已经被各国医学专家所证实，尤其是绿茶，抗癌作用显著，主要是与其所含的茶多酚有密切关系。

防癌抗癌关键营养素 茶多酚、儿茶素	推荐用量 5 ~ 10克/天
哪些人不宜食用 发热患者，肝脏病患者，尿结石患者，孕妇，哺乳期、月经期女性忌食。	15克绿茶 1勺（15毫升勺子）

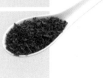

为什么能防癌抗癌

茶多酚：能阻断致癌物的合成及代谢活化，抑制癌细胞的增殖，诱导癌细胞凋亡，调节身体免疫力，达到防癌抗癌的作用。

儿茶素：是天然的抗氧化剂，抗氧化活性强于维生素E，且能清除机体产生的自由基，从而保护细胞膜，更好地对抗癌症。

其他养生功效

防辐射：茶多酚及其氧化产物能吸收放射性物质锶^{90}和钴^{60}，预防和治疗辐射伤害。

醒脑提神：绿茶中的咖啡因能促使人体中枢神经兴奋，增强大脑皮质的兴奋过程，起到提神益思、清心的效果。此外，对偏头痛也有一定的缓解效果。

怎样吃防癌抗癌效果好

1. 绿茶宜现泡现喝。一般来说，绿茶用85℃的水冲泡2 ~ 3分钟为宜；绿茶和水的比例以1：50为宜，即150毫升的水冲3克的绿茶，这样冲泡出来的绿茶汤浓淡适宜，也可防止茶多酚被破坏，降低癌症的发生风险。

2. 对于已经患了癌症的患者来说，可以喝点绿茶，这对于抗癌药物的毒副作用有一定的抑制效果，可以减少抗癌药对身体的伤害。

瓜皮绿茶

抑制癌细胞增殖

材料　西瓜皮、冬瓜皮各 30 克，绿茶 5 克。
调料　冰糖适量。
做法
1. 西瓜皮、冬瓜皮洗净，水煎取汁。
2. 再将汤汁煮沸，冲入盛有绿茶、冰糖的杯中，加盖闷 15 分钟即可。

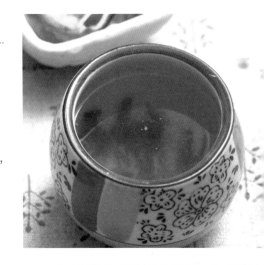

大黄绿茶

减少脂肪沉积，抗击癌症

材料　大黄片、绿茶各 5 克。
调料　醋适量。
做法
1. 大黄片加醋蘸匀，微火炒至稍变色即可。
2. 用时再将大黄片、绿茶加开水浸泡 2 ~ 3 分钟，温时分 3 次服饮。

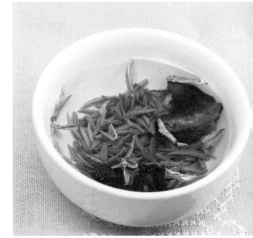

决明子绿茶

增强免疫力

材料　决明子、绿茶各 5 克。
做法
1. 将决明子用小火炒至香气溢出时取出，放凉。
2. 将炒好的决明子、绿茶同放入杯中，冲入 85℃水，浸泡 2 ~ 3 分钟后即可饮服。

 小贴士

在冲泡时，最好先用少量的水洗一遍茶，倒去后重新冲入开水后再饮用。

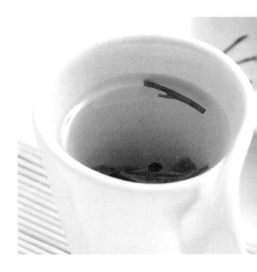

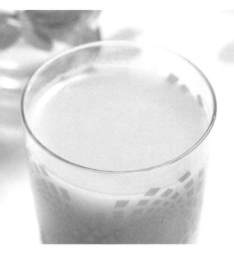

绿茶大米豆浆

抑制癌细胞增殖

材料　大米 50 克，黄豆 40 克，绿茶 8 克。

做法

1. 黄豆用清水浸泡 8 ~ 12 小时，洗净；大米洗净，用水浸泡 30 分钟；绿茶冲泡成茶汤。
2. 将黄豆、大米倒入全自动豆浆机中，加水至上、下水位线之间，按下"豆浆"键，煮至豆浆机提示豆浆做好，过滤后加茶汤搅匀即可。

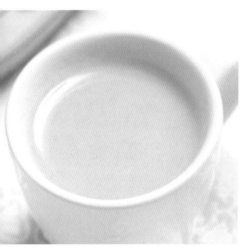

绿茶百合豆浆

消除自由基

材料　黄豆 50 克，绿豆 20 克，绿茶、干百合各 10 克。

调料　冰糖 10 克。

做法

1. 黄豆、绿豆用清水浸泡 8 ~ 12 小时，洗净；绿茶洗净浮尘；干百合洗净，泡软。
2. 把所有食材一同倒入全自动豆浆机中，加水至上下水位线之间，按下"豆浆"键，煮至豆浆机提示豆浆做好，过滤后加冰糖搅拌至化开即可。

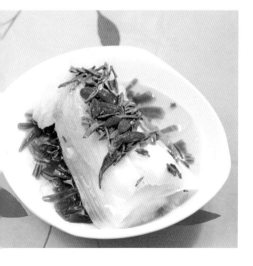

绿茶娃娃菜

调节身体免疫力

材料　娃娃菜 200 克，绿茶、枸杞子各 5 克，熟海带丝 20 克。

调料　葱段、姜片各 5 克，盐 2 克，胡椒粉、植物油各适量。

做法

1. 娃娃菜洗净，焯水过凉；绿茶用温水泡好。
2. 锅内倒油烧热，用葱段、姜片炝锅，下娃娃菜、枸杞子炒匀，加水，放盐、胡椒粉调味。
3. 熟海带丝放入盘底，上面摆好娃娃菜，原汤撇净浮沫和葱、姜，倒入绿茶水，浇在菜上即可。

6

药食两用中药，
为防癌抗癌锦上添花

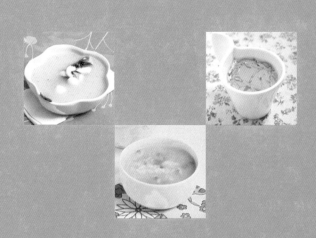

药食两用的中药，辅助防癌抗癌

药食两用的中药既可以当食物食用，又能当药物治病，这类药材性质温和，不良反应比较少。

中医自古就有"药食同源"的说法，很多中药既是食物，也是药物，如红枣、灵芝、人参、枸杞子、芦荟、冬虫夏草、金银花、百合、菊花等，很多人在日常生活中也经常使用；再如黄芪、西洋参等，很多注重养生的人在日常饮食中也会经常用到。对于想预防癌症的人来说，适当选用一些药食两用的中药，可以达到辅助防癌抗癌的效果。

中药能做茶饮、药膳粥、药膳汤

药食两用的中药可以做茶饮、药膳粥、药膳汤，既可以补充营养，又能起到防癌抗癌的效果。

中药的可贵之处是让抗癌药效果倍增

因为药食两用的中药，是在日常喝水、吃饭中实现它的保健功效，对于癌症患者来说，这种方式不仅易于接受，也方便摄入，能减少单纯吃药给患者造成的心理压力，而从情绪对癌症的影响上来说，这种内心的放松更有利于增强抗癌效果。

中药怎样煎煮更防癌抗癌

煎煮前要浸泡

中药在煎煮前，需要用温水或冷水浸泡 30 ～ 60 分钟。季节不同，浸泡的时间可以适当增减：夏季可稍短，冬季宜稍长些。

煎药用水的选择

中药煎煮用水的选择也很重要。目前的用水原则以清洁为原则，自来水、深井水都是不错的选择。

煎煮火候把握好

加水量、火力的大小、药物的吸水能力、药物的治疗效果等都是影响中药煎煮时间长短的因素，其中药物的治疗效果是最重要的考虑依据。

> **小贴士**
> ## 及时关注患者的心理变化
>
> 家人要及时关注癌症患者的心理变化，经常与患者沟通，摸索患者的心理规律，满足患者各种层次的需要，让其从疾病的压抑情绪中解脱出来，树立战胜疾病的信心，认识自己的价值，获得求生的欲望，有利于帮助疾病的治疗。

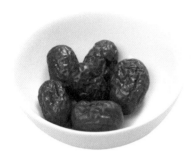

红枣

三萜类物质能抑制癌细胞增殖

红枣是一种营养佳品，民间有"天天吃大枣，一生不显老"之说。红枣不仅是人们喜爱的果品，也是一味滋补脾胃、养血安神、治病强身的良药。

防癌抗癌关键营养素 三萜类物质	推荐用量 10～20 克（干）/ 天
哪些人不宜食用 凡有湿痰、积滞、齿痛者均不宜吃。	35 克红枣 3 颗干红枣

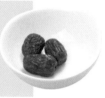

为什么能防癌抗癌

三萜类物质：通过抑制癌细胞增殖，防止癌细胞转移扩散，诱导癌细胞凋亡，抑制癌细胞新生血管的生成等来发挥抗癌作用。

怎样吃防癌抗癌效果好

1. 每日生吃鲜枣 10 颗，可提高身体免疫力，并抑制癌细胞生长，有效对抗癌症。

2. 烹饪红枣时，如用煎煮的方法，最好将红枣剖开，分为 3～5 块，这样有利于三萜类物质煎出，营养吸收更充分，更有效对抗癌症。

小米红枣粥

抑制癌细胞增殖

材料　小米 50 克，红枣 2 枚，红豆 10 克。

做法

1. 小米洗净；红枣洗净，去核；红豆洗净，浸泡 2 小时。
2. 锅置火上，放入小米、红枣、红豆，淋入清水，烧开后转小火煮至米粒开花、红枣肉软、红豆熟烂后即可。

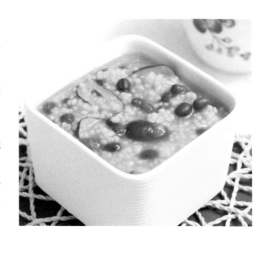

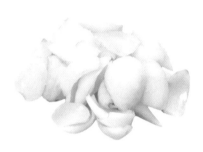

百合

生物碱提高机体免疫力

百合，为百合科多年生草本植物卷丹、百合或细叶百合的干燥肉质鳞叶。营养丰富、味道鲜美，而且有很高的药用价值。

防癌抗癌关键营养素 生物碱	推荐用量 5 ~ 15 克（干）/天
哪些人不宜食用 风寒咳嗽、大便溏泄、伤风感冒及腹泻不止者不宜食用。	5 克百合 1 勺（15 毫升的勺子）

为什么能防癌抗癌

生物碱：能促进和增强单核细胞系统的吞噬功能，提高机体免疫力，有效预防多种癌症。

怎样吃防癌抗癌效果好

用鲜百合煮汤饮用，或者用干百合同大米煮粥，加入糖或蜂蜜，常服，有润肺生津之功效，并且有助于增强体质，抑制癌细胞的生长，缓解放疗的副作用。

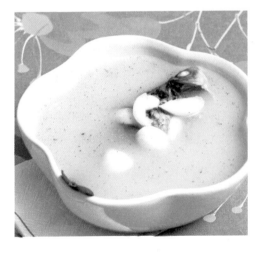

百合鲫鱼汤

预防白细胞减少

材料　鲫鱼 400 克，干百合 10 克。
调料　盐、胡椒粉各 3 克。
做法

1. 干百合去掉杂质，在清水中浸泡 30 分钟。
2. 鲫鱼去鳞、去鳃、去内脏，放入热油锅中稍煎片刻，加沸水煮开，汤滤清。
3. 将鲫鱼、百合、鱼汤同放砂锅中共煮至熟，撒盐、胡椒粉调味即可。

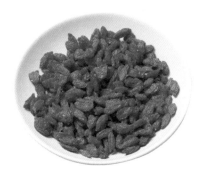

枸杞子

抑制癌细胞生成和扩散

枸杞子是常见的药食两用中药，我国古代医学家很早就发现了它的药用价值，从汉代起就应用于临床，并作为延年益寿的佳品。枸杞子也是药食两用的食物，里面不含任何毒素，可以经常服用。

防癌抗癌关键营养素 枸杞多糖	推荐用量 5～10克/天
哪些人不宜食用 枸杞子有滋补作用，发热者不宜多吃，脾胃有湿及泄泻者忌食。	**10克枸杞子** 1勺（15毫升的勺子）

为什么能防癌抗癌

枸杞多糖：对身体免疫系统有调节作用，既能激活巨噬细胞、T淋巴细胞、B淋巴细胞、自然杀伤细胞(NK)等免疫细胞，还能促进细胞因子生成，活化补体，从而起到抗癌的作用。

怎样吃防癌抗癌效果好

1. 直接嚼着吃，能更好地吸收枸杞子中的防癌抗癌有效成分，发挥枸杞子的保健效果。但嚼着吃枸杞子时要注意量要减半。

2. 枸杞子泡茶饮也是一种不错的抗癌吃法，还有很好的滋补效果。

枸杞茶

增强机体免疫力

材料 枸杞子10克。
做法
1. 枸杞子洗净，放入杯子中。
2. 用沸水冲泡枸杞子，等温度降低，即可当茶饮用。

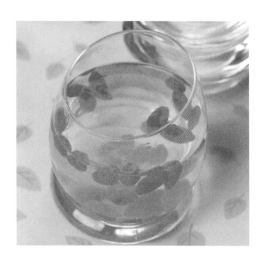

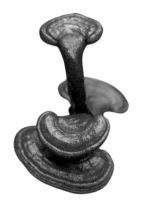

灵芝

灵芝多糖能激活巨噬细胞活性

灵芝，自古以来就被认为是吉祥、富贵、美好、长寿的象征，有"仙草""瑞草"的称谓。长期以来一直被视为滋补强壮、固本扶正的珍贵中草药。

防癌抗癌关键营养素 灵芝多糖	推荐用量 6 ~ 12 克 / 天	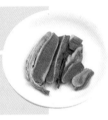
哪些人不宜食用 顽固性皮肤瘙痒患者、外感病患者 （感冒发热）不宜服用。	5 克灵芝 1 小盘	

为什么能防癌抗癌

灵芝多糖： 能帮助调节免疫功能，提高人体的抗癌能力，主要通过以下途径实现：①能增强自然杀伤细胞的活性，破坏癌细胞 DNA 合成，抑制癌细胞的增殖。②能提高 B 淋巴细胞的数量和活性，增强吞噬细胞的吞噬能力，增强 T 杀伤细胞的细胞毒作用，杀死癌细胞。③还能促进核酸和蛋白质的合成，清除自由基，保护细胞。

怎样吃防癌抗癌效果好

泡茶喝。将灵芝剪成碎块，放在茶杯内，用开水冲泡后当茶喝，一般成人一天用量 6 ~ 12 克，可连续冲泡 5 次以上，能提高机体免疫力。

灵芝茶

抑制癌细胞增殖

材料 灵芝干品 3 ~ 5 片。
做法
1. 把灵芝片剪成碎块，放入茶杯内。
2. 倒入沸水，盖上盖子闷 10 分钟，可以代茶饮。

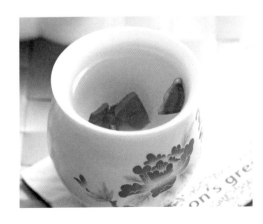

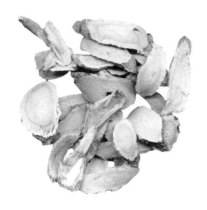

黄芪

黄芪多糖具有抗癌功效

黄芪，以"补气药之首"著称，是一种名贵中药材。医书上称"黄芪补一身之气"。黄芪与党参、太子参或人参同服，补气作用更佳，更适合气虚体质的人食用。

防癌抗癌关键营养素 黄芪多糖	推荐用量 5 ~ 15克/天
哪些人不宜食用 表实邪盛、阴虚火旺、食欲缺乏、发热感冒患者、孕妇等不宜服用。	9克黄芪 1小盘

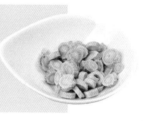

为什么能防癌抗癌

黄芪多糖： ①能增强机体免疫力，促进免疫细胞活化释放内源因子，防止过氧化作用，进而杀伤癌细胞和抑制癌细胞生长。②是一种干扰素诱导剂，能刺激巨噬细胞和 T 细胞，使 E 花环形成细胞数增加，诱导细胞因子，促进白细胞介素诱生而使机体产生内源性干扰素，从而达到防癌抗癌的目的。

怎样吃防癌抗癌效果好

1. 可以直接生吃 3 ~ 5 克，补气效果好，能增强机体免疫力，有效对抗癌症。

2. 可以用黄芪 12 克泡茶，代茶饮，有防癌抗癌的作用。

黄芪人参茶

防止过氧化作用

材料　黄芪、人参各 6 克。
做法
1. 将黄芪、人参一起放入杯中，倒入沸水。
2. 盖上盖子闷泡约 8 分钟后即可饮用。

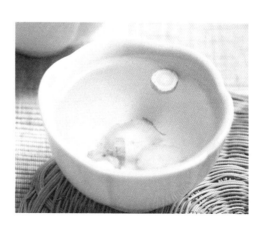

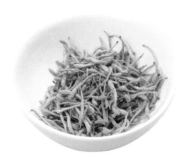

金银花

绿原酸可降低致癌物的利用率

金银花是我国古老的中药材，享有"药铺小神仙"之誉。含锗、绿原酸等多种成分，具有抗菌抗癌作用。

防癌抗癌关键营养素 锗、绿原酸	推荐用量 10～20克/天
哪些人不宜食用 女性经期不能服用。脾胃虚寒及气虚疮疡脓清者不能服用。	10克金银花 1小盘

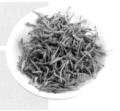

为什么能防癌抗癌

锗：能降低癌细胞的生物电位，改变其生理状态，抑制癌细胞的增殖生长，还能诱发人体内的抗癌物质干扰素，将巨噬细胞诱变为抗癌细胞，能辅助治疗癌症。

绿原酸：可通过抑制活化酶来抑制致癌物黄曲霉素和苯并芘的变异原性；还可通过降低致癌物的利用率及其在肝脏中的运输来达到防治癌症的目的。

怎样吃防癌抗癌效果好

预防癌症的人群平时可以用金银花泡茶饮用，能更好地吸收金银花中的防癌抗癌成分，有效对抗癌症。可以单独泡茶，也可以与茉莉花、枸杞子等一起泡饮。

金银花茶

降低致癌物利用率

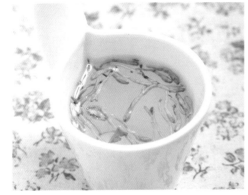

材料 金银花15克，茉莉花5克。
调料 冰糖5克。
做法
1. 将金银花、茉莉花一起放入杯中，倒入沸水，盖盖子闷泡5分钟。
2. 加入冰糖调味后即可饮用。

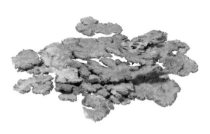

茯苓

茯苓多糖可抑制癌细胞的生长

茯苓是寄生在松树根上的菌类植物，形状像甘薯。《本草纲目》中称茯苓是由"松之神灵之气，伏结而成"。

防癌抗癌关键营养素 茯苓多糖	推荐用量 3～5克/天
哪些人不宜食用 津液不足、口干咽燥、肾虚、小便过多、尿频遗精者不宜服用。	2克茯苓 3块

为什么能防癌抗癌

茯苓多糖：能激活T淋巴细胞和B淋巴细胞，提高机体的免疫力，还能增强巨噬细胞的吞噬能力，诱导癌细胞凋亡，有效对抗癌症。

怎样吃防癌抗癌效果好

1. 在医生的指导下，搭配其他药物，将茯苓煎汤或制成丸散服用，这样可以降低茯苓的副作用，更好地发挥防癌抗癌作用。

2. 茯苓营养丰富，可以做粥、做茶饮、做饼、制茯苓膏等，都能充分发挥对抗癌症的作用。

茯苓粥

提高机体免疫力

材料 大米50克，茯苓5克。
做法

1. 茯苓洗净，水煎取汁；大米洗净，用水浸泡30分钟。
2. 锅置火上加入茯苓汁及适量清水，大火煮开，然后放入大米，煮至粥黏即可。

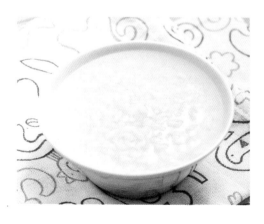

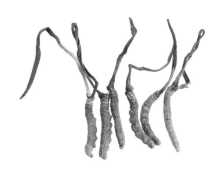

冬虫夏草

虫草多糖抑癌效果好

冬虫夏草是一种名贵中药材，它的生长很奇特：虫草真菌感染蝙蝠蛾幼虫，使其得病、僵化、死亡，于次年自幼虫头部生出草茎，是虫菌复合体。

防癌抗癌关键营养素 虫草多糖	推荐用量 1 ~ 5 克 / 天
哪些人不宜食用 风寒风热感冒、发热患者及孕妇、哺乳期女性不宜服用。	0.5 克冬虫夏草 约 1 株中等大小 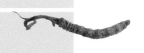

为什么能防癌抗癌

虫草多糖：能激活巨噬细胞内酸性磷酸酶的活性，增强脾脏和肝脏内细胞的吞噬功能。还能明显提高机体网状内皮系统吞噬能力，促进体内 T 淋巴细胞的转化，促进抗体的形成，提高机体的免疫功能，有益于对抗癌症。

怎样吃防癌抗癌效果好

1. 冬虫夏草可以煎煮 6 ~ 10 分钟，当茶饮用，最后吃掉冬虫夏草即可。

2. 将冬虫夏草研成粉末，每天定时服用。

3. 冬虫夏草可以和肉类一起炖煮，能充分发挥防癌抗癌功效。

虫草黄芪汤
激活巨噬细胞

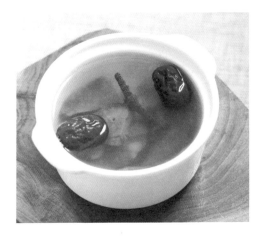

材料　冬虫夏草 5 克，黄芪 12 克，红枣 2 枚，猪肺 50 克。

做法
1. 猪肺洗净，切成薄片。
2. 冬虫夏草、黄芪、红枣洗净。
3. 将猪肺片、冬虫夏草、黄芪、红枣一起加水炖烂即可。

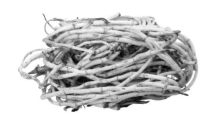

鱼腥草

鱼腥草素抑制癌细胞分裂

鱼腥草是南方常见的一种中草药。有清热解毒、排脓消痈、利尿通淋的功效。对乳腺炎、蜂窝织炎、中耳炎、肠炎、肺癌、肝癌、胃癌等有较好效果。

防癌抗癌关键营养素 鱼腥草素、槲皮素	推荐用量 5 ~ 10 克 / 天
哪些人不宜食用 虚寒证及阴性外疡者不宜服用。	**10 克鱼腥草** 1 小盘

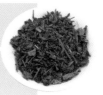

为什么能防癌抗癌

鱼腥草素：对癌细胞分裂最高抑制率为 45.7%，且能增强白细胞的吞噬能力，增强机体的免疫功能，有效对抗癌症。

槲皮素：能明显抑制促癌剂，抑制离体恶性细胞的生长，有效对抗癌症。

怎样吃防癌抗癌效果好

1. 泡茶饮用。可以直接泡茶喝，也可以搭配其他食材一起泡茶饮用。取鲜鱼腥草 15 克，用沸水冲泡，闷 5 ~ 10 分钟，代茶饮用，可有效对抗癌症。

2. 和一些食材炖汤喝可对抗癌症。

猪肺鱼腥草红枣汤
增强机体免疫功能

材料 猪肺 250 克，红枣 5 克，鱼腥草 10 克。

调料 盐 3 克。

做法

1. 猪肺洗净，切块；鱼腥草、红枣分别洗净。

2. 将猪肺块、红枣放入锅中加水，煮沸去泡沫，再用小火煮 1 小时，加鱼腥草再煮 10 分钟，加盐调味即可。

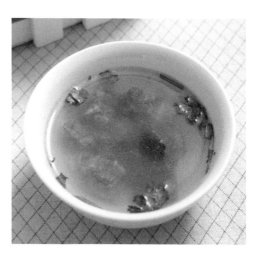

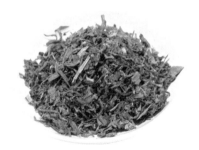

蒲公英

蒲公英素能抑制癌细胞生长

蒲公英又称尿床草，它含有蒲公英醇、蒲公英素、有机酸、脂肪、蛋白质、微量元素等，有丰富的营养价值，是药食兼用的植物。

防癌抗癌关键营养素 蒲公英素（蒲公英甾醇）	推荐用量 9～15克/天
哪些人不宜食用 脾胃虚寒者忌食。	2克蒲公英 1小盘

为什么能防癌抗癌

蒲公英素：具一种免疫促进剂，能抑制癌细胞增殖，诱导癌细胞死亡，进而降低癌症的发生概率。

怎样吃防癌抗癌效果好

1. 蒲公英可生吃、炒食、做汤、炝拌，风味独特，防癌抗癌效果显著。

2. 做馅：将蒲公英嫩茎叶洗净水焯后，稍攥、剁碎，加佐料调成馅（也可加肉）包饺子或包子都行。

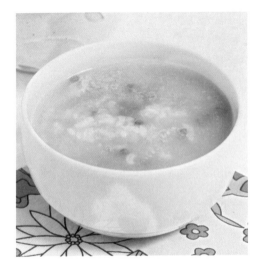

蒲公英绿豆粥

抑制癌细胞增殖

材料 干蒲公英 15 克，大米 50 克，绿豆 20 克。

做法

1. 干蒲公英用水泡软，洗净，切碎；绿豆洗净，用水浸泡 2 小时；大米洗净，用水浸泡 30 分钟。

2. 锅置火上，倒入适量清水烧开，放入蒲公英碎，大火烧沸，改用小火煮 10～15 分钟，去渣留汁，加入绿豆和大米煮至熟烂即可。

肿瘤医院营养师的防癌抗癌吃法

得了癌症，怎么吃

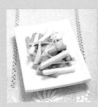

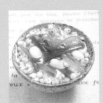

一图读懂：人体易患癌症的器官

癌细胞在人体内可以说无孔不入，除了头发和指甲，它可以在人体的任何部位生根发芽。研究发现，癌细胞青睐的器官存在男女的明显不同。下面用一张图来解读人体易患癌症的器官。

脑部 脑瘤

早期信号

1. 原因不明的头痛持续 1 周以上。
2. 常出现短暂的视觉丧失，或者一时性的黑蒙，随着病情加重还会出现进行性视力减退。
3. 若无外伤或中耳炎病史，出现单侧视力减退，可能是脑癌细胞压迫脑神经所致。
4. 育龄女性非妊娠期的闭经和泌乳，男性出现阳痿、脱毛等女性化症状或肢体肥大等，也是脑部癌症的首发症状。

淋巴 淋巴癌

早期信号

1. 50% 以上的患者早期会出现颈部、腋下及腹股沟区淋巴结肿大症状。
2. 20% 的患者会出现腹痛和腹部包块。
3. 全身乏力，且伴有发热、盗汗、消瘦等症状。

食管 食管癌

早期信号

1. 进食后会有哽咽感，咽部发紧，还能感觉到食管内有异物感。
2. 食物通过食管时缓慢且伴有滞留感。
3. 吞咽食物时，胸腔会出现疼痛。

乳腺 乳腺癌

早期信号

1. 95% 以上的患者会出现无痛性乳房肿块。
2. 非哺乳期的女性突然出现乳头溢液，呈水样、浆液样或血样，尤其是出现血性液体时应引起高度重视。

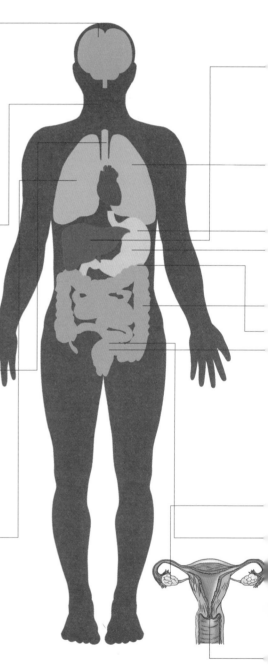

肺 肺癌
早期信号
1. 咳嗽久治不愈，且痰中带血，还伴有胸部隐痛。
2. 胸部出现间歇性疼痛，且部位不固定。
3. 支气管炎或肺炎反复发作。

肝 肝癌
早期信号
1. 全身乏力并伴有上腹饱胀、恶心呕吐、食欲下降等消化道症状。
2. 肝区出现持续性钝痛、刺痛，且疼痛可延伸到肩背部。

胰腺 胰腺癌
早期信号
1. 出现食欲缺乏、消化不良等症状。
2. 上腹部疼痛并向腰背部延伸。
3. 出现无痛性黄疸。

肠道 大肠癌
早期信号
1. 便血是90%直肠癌的常见症状。
2. 大便性状改变，如大便次数突然增多，大便稀溏或不成形。
3. 腹部出现持续性腹胀、腹痛等。

膀胱 膀胱癌
早期信号
1. 突然出现无痛性和间歇性血尿，且反复出现。
2. 出现尿频、尿急、尿痛症状。
3. 出现排尿困难或排尿突然中断的情况。

胃 胃癌
早期信号
1. 不明原因的乏力、消瘦、贫血及黑便等。
2. 上腹部不适，多为饱胀感或烧灼感，可以暂时缓解，但反复出现，且食欲下降。
3. 上腹部疼痛，开始为间歇性的隐隐作痛，常常诊断为胃炎或溃疡病等。

前列腺 前列腺癌
早期信号
1. 排尿困难，出现尿频、尿急，甚至尿失禁的症状，有时还有夜尿增多情况。
2. 射精缺乏，会阴疼痛可能延伸到坐骨神经上。

肾 肾癌
早期信号
1. 腰部出现肿块，并伴有疼痛感。
2. 间歇发作无痛性血尿。
3. 体重突然减轻，并伴有发热、贫血、肝功能异常等症状。
4. 有些患者还会有咳嗽、咳血、骨痛、骨折等症状。

卵巢 卵巢癌
早期信号
1. 腰腹部隐痛、钝痛。
2. 更年期女性出现食欲缺乏、经常腹胀，经检查不是肠胃疾病。
3. 外阴及下肢水肿。
4. 月经过少或闭经。
5. 性激素紊乱。

宫颈 宫颈癌
早期信号
1. 排便、活动、妇科检查或性交后，阴道出现不规则出血。
2. 白带增多，颜色、气味发生改变。
3. 阴道表面出现白色斑点，大小不等，在白色斑点下面可能潜伏着癌症肿块。

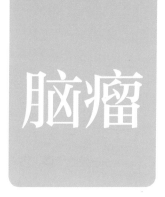

脑瘤

多吃些抗癌的食物

脑瘤是指生长在颅腔内的肿瘤，也称为颅内肿瘤。如果肿瘤长在脑膜上即为"脑膜瘤"，如果长在脑实质里面，且呈胶冻状即为"胶质瘤"。大多会产生头痛、呕吐、视力变差等症状。脑瘤以 20 ~ 50 岁最为常见。

适量摄入高蛋白食物

患者可以适量摄入一些高蛋白的食物，为身体提供所需的氨基酸，有效对抗脑瘤。蛋白质广泛存在于动植物性食物中，如肉类、鱼类、豆类及豆制品等。牛奶也是优质蛋白质的重要食物来源，建议每人每天喝 1 袋牛奶（240 毫升），能有效补充蛋白质。

平衡膳食

均衡营养，食物多样化，保证荤素合理搭配，多吃富含各类对维护人体健康不可或缺的维生素、矿物质、膳食纤维和植物化合物质。平衡膳食包括蔬菜、水果、豆类、菌类、奶类、坚果、全谷食物、瘦肉等。

吃些抗癌的食物

抗癌方法

保护脑颅内血管	防治颅内高压
芹菜、荠菜、茭白、海带、海蜇、牡蛎等	红豆、紫菜、海带、鲫鱼、核桃仁等

小贴士

患者应忌食有兴奋神经系统的食物

浓茶、咖啡、酒及辣椒、八角等刺激性的食品应不吃。此外，少喝鸡汤、肉汤等，有利于保护心脑血管系统。

小米红豆粥

预防颅内高压

材料　红豆、小米各 50 克，大米 30 克。

做法

1. 红豆洗净，用清水浸泡 4 小时，再蒸 1 小时至红豆酥烂；小米、大米分别洗净，大米用水浸泡 30 分钟。
2. 锅置火上，倒水大火烧开，加小米和大米煮沸，转小火熬煮 25 分钟成稠粥。
3. 将酥烂的红豆倒入稠粥中煮沸，搅拌均匀即可。

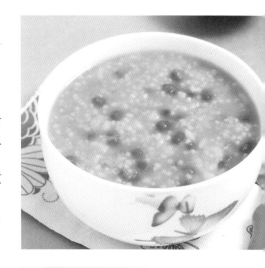

荠菜滑鸡片

保护颅内血管

材料　荠菜 200 克，鸡胸肉片 100 克。

调料　葱花、盐各 5 克，鸡蛋清 45 克，黄酒 15 克，香油、水淀粉、淀粉、高汤各适量。

做法

1. 鸡胸肉片加黄酒、盐、蛋清、香油和淀粉抓匀，放油锅滑散至变色；荠菜洗净，焯烫，切成碎末。
2. 锅留底油烧热，爆香葱花，加入荠菜末翻炒 1 分钟，注入高汤煮开后加入鸡片翻炒均匀，加入盐搅匀，最后调入水淀粉勾芡即可。

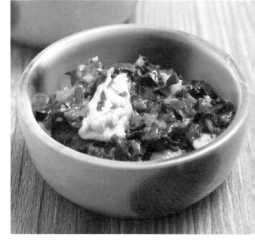

鲫鱼豆腐汤

补充蛋白质

材料　净鲫鱼 1 条，豆腐 300 克。

调料　盐 3 克，姜片、葱段、蒜片各 10 克，料酒、植物油各适量。

做法

1. 在净鲫鱼鱼身两边各划 3 刀，分别用少量料酒、盐涂抹均匀；豆腐洗净，切块。
2. 锅内倒油烧热，放入鲫鱼用小火煎至两面金黄，倒入适量水、料酒，放入葱段、姜片、蒜片，转大火烧开，待汤汁变白时加入豆腐块，小火慢炖至汤汁浓稠，加盐，再炖 3 分钟即可。

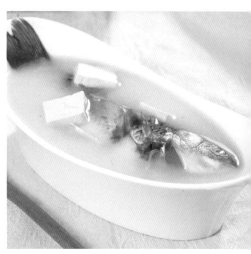

淋巴癌

吃些流质食物，增强食欲

淋巴癌是血液系统疾病，是淋巴结或淋巴结外淋巴组织的一种癌症。淋巴癌不接受治疗的平均存活时间不超过 2 年，而接受放化疗会产生一定的副作用。但淋巴癌不是世界末日，只要坚持正规治疗，以平和心态面对，合理饮食调理，能有效延长存活时间。从发病群体来看，青壮年发病率较高，但老人和幼儿发病也有上升趋势。

菜肴尽量色、香、味、形俱全

患者经放化疗后，可能会出现食欲缺乏、恶心、呕吐、口腔疼痛、咽喉疼痛、口干舌燥等情况，进而影响进食，所以要给患者提供色、香、味、形俱全的菜肴，这样才能吸引患者进食，有利于身体的恢复。

色：黄色、绿色、白色、红色

形：形状大小合适，方便用筷子夹起

四喜黄豆

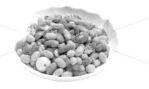

香：有植物的清香，还有肉香

味：咸

吃些软的食物便于消化吸收

对于淋巴癌伴有口干、咽喉痛的患者，食物尽量做得质软细碎，或以汤汁帮助吞咽，如吃馒头时，可以把馒头掰成小块放入肉汤中，促进吞咽。对于有恶心、呕吐情况的患者，可以选择清淡的汤羹补充营养。

吃些生津、滋阴的食物

淋巴癌患者进行放疗，常会有口干舌燥、灼热伤阴等现象，这时要注意多吃生津、滋阴的食物，如小米、荸荠、莲藕、冬瓜、香菇、银耳、雪梨、西瓜等。

小贴士

吃完东西后不要马上平躺

淋巴癌患者进食后不要马上平躺，否则易引起胃食管逆流，应该采取坐姿休息 30 分钟。

鸡蓉小米羹

滋阴、生津

材料　小米 50 克，鸡胸肉 100 克，鸡蛋 1 个。
调料　葱末 5 克，盐 2 克，胡椒粉、水淀粉、植物油各适量。

做法

1. 小米洗净；鸡胸肉洗净，切粒，加入打散的鸡蛋拌匀，静置 10 分钟，焯烫 2 分钟，捞出。
2. 锅内倒油烧热，炒香葱末，倒入水和小米大火烧开，转小火煮至九成熟，下入鸡胸肉煮熟，加盐和胡椒粉，用水淀粉勾芡即可。

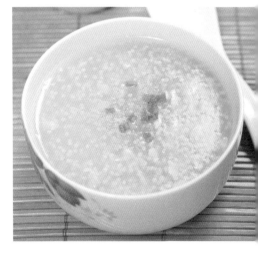

西瓜汁

清热解毒、利尿消肿

材料　西瓜 250 克。
调料　蜂蜜、柠檬汁各适量。

做法

1. 西瓜去皮、去子，切成小块。
2. 将西瓜块放入果汁机中搅打成汁，打好后倒出，调入柠檬汁、蜂蜜即可。

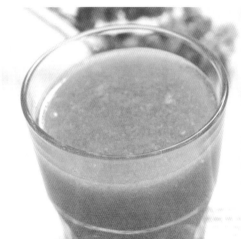

清蒸冬瓜球

缓解口干舌燥

材料　冬瓜 400 克，胡萝卜150 克。
调料　盐 3 克，姜丝 5 克，香油、高汤、水淀粉各适量。

做法

1. 冬瓜去皮、去瓤，再用挖球器挖出呈球状；胡萝卜洗净，切薄圆片。
2. 将盐、高汤、水淀粉制成调味汁拌匀备用。
3. 将冬瓜球、姜丝、胡萝卜片一起放入碗中，加入调味汁拌匀，再放入蒸锅，蒸 10 分钟。
4. 将汤汁倒出，再淋入香油即可。

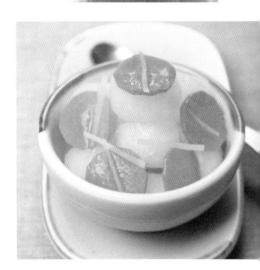

食管癌

术后饮食应循序渐进

食管癌是指发生于食管黏膜上皮的癌症，占所有癌症的2%。发病部位以食管中、下段居多，各占食管癌40%以上。患者发病多在50岁以上，且男性高于女性。

以清淡饮食为主

患者饮食以清淡为主，有利于食物消化吸收，为身体补充营养。不宜过多食用脂肪类的食物。不要过多食用油腻的食物，否则容易导致反酸，不利于吸收营养。

进食要细嚼慢咽

食管癌患者一般都有吞咽困难，因此在饮食上要注意细嚼慢咽，具体方法如下：

用餐时间最少20分钟
术后患者饮食要细嚼慢咽，每天进餐5~6次，普通饭最好做得软烂，以便吞咽，进餐不足，就要添加特医食品来补足营养

默数30下吞咽
术后饮食应循序渐进，按照清流→流质→半流→软饭的顺序进行，每天6~8餐。

食管癌术后饮食需要一个过渡期

食管癌患者手术后的饮食原则如下：

时间	饮食原则
术后1~3天内	通过鼻饲管进流质食物
第4天	肠蠕动恢复，拔掉胃管
第5天	进食清流质饮食，以水为主，每2小时1次，每次50毫升
第6天	流质饮食，以米汁、藕粉为主，每1~2小时1次，每次100~200毫升
第7天	以鸡蛋汤、烂米粥为主，每2小时1次，每次200毫升
第8天	清流质饮食，以羹水、清汤为主，每2小时1次，每次50毫升
第9~10天	流质饮食，可吃嫩鸡蛋羹、浓藕粉等，每2小时1次，每次150~200毫升
第11~12天	半流质饮食，可吃烂粥、龙须面、馄饨等，每2小时1次，每天6餐

肿瘤医院营养师的防癌抗癌吃法

小米粥

易消化、保护食管

材料　小米 60 克。

做法

1. 小米洗净。
2. 锅置火上，倒入适量清水烧开，放小米大火煮沸，再转小火，煮至小米开花即可。

对防癌抗癌的好处

小米富含维生素 B_1、维生素 B_2 等，做成粥容易消化，具有保护食管的作用，能有效预防食管癌。

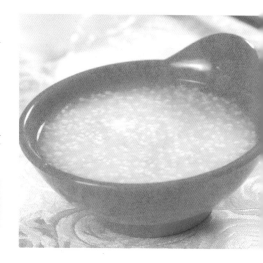

蒸鸡蛋羹

补充营养

材料　鸡蛋 1 个。

调料　盐 2 克，香油 1 克，葱花 5 克，酱油少许。

做法

1. 鸡蛋打散，加水、盐搅匀，用保鲜膜将碗口盖住。
2. 放入开水锅中蒸 10 分钟，然后停火闷 5 分钟，倒入香油、酱油，撒葱花即可。

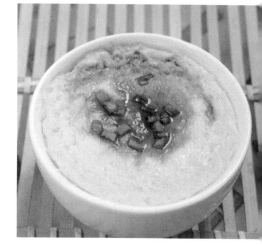

肉末番茄豆腐

补充蛋白质

材料　南豆腐 80 克，猪瘦肉 25 克，番茄 100 克。

调料　蒜泥、葱花各 5 克，盐 2 克，水淀粉、植物油各适量。

做法

1. 豆腐焯一下，切丁；番茄用热水烫一下，去皮，切丁；猪瘦肉洗净，切末。
2. 锅内倒油烧热，下肉末翻炒至变色。
3. 锅中留底油，放入葱花、蒜泥爆香，再放入番茄丁炒成酱状，然后下肉末、豆腐丁和盐，略炖，再用水淀粉勾芡即可。

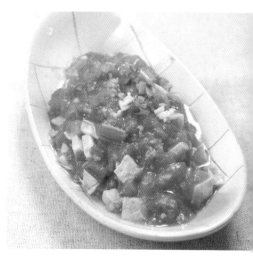

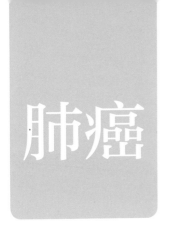

肺癌

补充营养讲究方法

绝大多数肺癌起源于支气管黏膜上皮，故也称为支气管肺癌，是发病率和死亡率增长最快、对人们健康和生命威胁最大的癌症之一。肺癌患者由于呼吸系统的损伤，可能或多或少导致消化系统的吸收能力减弱和食欲下降，所以补充营养要讲究方法。

宜吃清淡、细软、易消化的食物

肺癌患者因消化系统的吸收能力下降，所以宜吃清淡、细软、易消化的食物为身体补充营养。患者的饮食流程应该是：

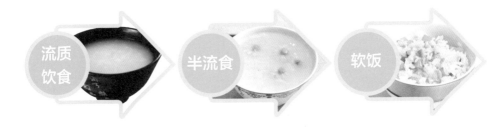

吃些化痰止咳的食物

肺癌患者经过手术、放疗后，肺功能减弱，常会感到呼吸困难，出现干咳、咳泡沫痰或痰中带血等症状，应多食化痰止咳的食物，如梨、莲子、百合、白萝卜等。

吃些清热、润肺、生津的食物

放疗后，肺癌患者津液大伤，应该多吃清热、润肺、生津的食物，如莲藕、百合、银耳、莲子、茼蒿、冬瓜、鱼腥草等。

食物要少而精

化疗期间，可能会出现恶心、呕吐、腹泻、食欲缺乏等胃肠道反应，导致患者食量下降。因此，患者应选择高热能、高蛋白的食物，且保证饮食多样化。需要注意，如果患者因呕吐，导致无法正常进食的话，可在医生的建议下采用静脉辅助注射葡萄糖、氨基酸、蛋白质等。

银耳菊花粥

清热润肺

材料　糯米 100 克，银耳、菊花各 10 克。
调料　蜂蜜 10 克。
做法

1. 银耳泡发后洗净，撕成小朵；糯米洗净，浸泡4 小时。
2. 取瓦煲，加适量清水，用中火烧沸，下糯米，用小火煲至糯米八成熟。
3. 放入银耳和菊花，用小火煲 20 分钟，稍凉，调入蜂蜜即可。

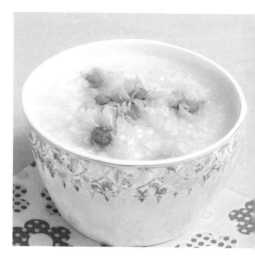

鲜藕汁

润肺、生津

材料　新鲜嫩藕 200 克。
做法

1. 鲜藕洗净，切成薄片。
2. 将藕捣烂如泥，用洁净纱布绞取鲜汁，每日喝1 ~ 2 次，每次 1 小杯即可。

对防癌抗癌的好处
莲藕性寒、味甘，能清热生津，适合肺癌患者治疗期间食用。

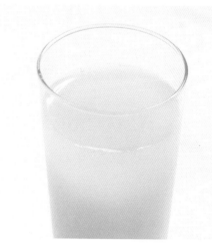

银耳百合雪梨汤

止咳、生津

材料　雪梨 2 个，水发银耳 100 克，干百合 20克，枸杞子 10 克。
调料　冰糖适量。
做法

1. 雪梨洗净，去皮和核，切小块；干百合用水泡软；枸杞子洗净；银耳泡涨，撕小朵。
2. 锅置火上，将银耳朵放进锅内，加入适量水，大火烧开，然后改小火炖煮至银耳软烂时，再放入百合、枸杞子、冰糖和雪梨块，加盖继续用小火慢炖，直到梨块软烂时关火即可。

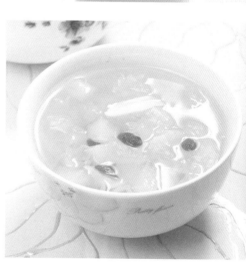

乳腺癌

适量补充维生素 D

乳腺癌是发生在乳腺腺上皮组织的恶性肿瘤，99% 发生在女性身上。因为乳腺并不是维持人体生命活动的重要器官，所以原位乳腺癌并不致命。但由于乳腺癌细胞丧失了正常细胞的特性，细胞间连接松散，容易脱落，癌细胞一旦脱落，游离的癌细胞可以随血液或淋巴液播散至全身，危及生命。

好好吃饭，不能拿药当饭吃

得了乳腺癌后，患者会有心理压力，进而茶饭不思，这是不对的。因为在癌症治疗期间会导致患者身体虚弱，如果不好好吃饭，很容易降低身体免疫力，难以承受治疗的副作用，进而不利于病情的控制。所以，家人应鼓励和帮助患者均衡饮食，好好吃饭，补充能量，有利于对抗癌症。此外，是药三分毒，所以不建议患者把药当饭吃。

吃些软坚散结的食物

乳腺癌患者应吃些软坚散结的食物，有利于肿块的消减。软坚散结的食物有海带、海藻、紫菜、牡蛎、芦笋、猕猴桃等。

适量补充含维生素 D 的食物

有研究显示，若女性有维生素 D 缺乏症，一旦患上乳腺癌，死亡的风险比其他女性高。所以患者应适量补充含维生素 D 的食物，如动物肝脏、牛奶、蛋黄、鲑鱼等。

小贴士
合理忌口

患者术后应该合理忌口，有利于伤口愈合。应禁忌煎炸、荤腥、厚味、油腻、辛温等食物。

治疗阶段不同，饮食原则也不同

治疗阶段	饮食原则	适合吃的食物
手术后	以益气补血、理气散结为主，促进身体康复	薏米、糯米、山药、菠菜、丝瓜、鲫鱼、大枣、橘子等
放疗期间	以甘凉滋润的食物为主，缓解口干舌燥	枇杷、雪梨、香蕉、莲藕、荸荠、胡萝卜等
化疗期间	易出现消化道反应，宜吃健胃降逆、益气、养血的食物	姜汁、鲜果汁、陈皮、芡实、番茄、薏米、白扁豆、灵芝等

肿瘤医院营养师的防癌抗癌吃法

海藻双仁粥

促进致癌物排出体外

材料　海藻、海带各 50 克，甜杏仁 10 克，薏米 60 克。

做法

1. 薏米洗净，用水浸泡 30 分钟；海藻、海带分别洗净，切成小段；甜杏仁洗净。
2. 将薏米放入锅中加水煮至八成熟，然后放入海藻段、海带段、甜杏仁熬熟即可。

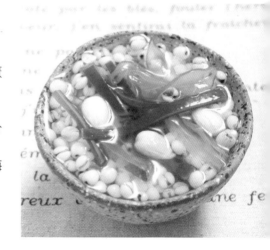

丝瓜炒鸡蛋

益气散结

材料　鸡蛋 3 克，丝瓜 250 克。
调料　盐 2 克，姜末、葱末、蒜末各 5 克，植物油适量。

做法

1. 丝瓜洗净，去皮，冲洗，切滚刀块，放沸水中焯烫，捞出，用冷水冲一下；鸡蛋打散，炒熟。
2. 油锅烧热，炒香姜末、葱末、蒜末，放丝瓜块翻炒，加鸡蛋块炒熟，加盐即可。

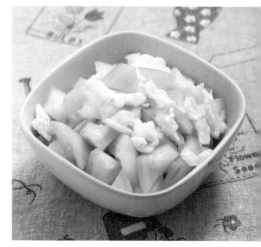

荸荠豆腐汤

生津、缓解口干

材料　荸荠 10 个，豆腐 100 克，紫菜 5 克。
调料　盐 2 克，葱花、姜片各适量。

做法

1. 荸荠洗净，去皮，切块；豆腐洗净，切丁；紫菜冲洗一下，撕成小块。
2. 锅中倒适量清水大火烧开，放姜片、荸荠块、豆腐丁，大火煮开，转小火煮 15 分钟，加紫菜、葱花、盐搅匀即可。

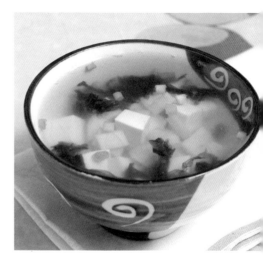

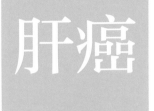

肝癌

会吃才能恢复快

肝癌是指发生在肝脏的恶性肿瘤，以男性患者居多，肝炎、肝硬化，尤其是乙型、丙型肝炎，堪称肝癌的土壤，要想有效防止肝癌就要彻底、及早治愈这些疾病、定期检查，否则一旦确诊为肝癌往往就已经是晚期了，错过了最佳的治疗时机。

饮食宜清淡

肝癌患者常有消化不良的情形，因此平时要多吃一些容易消化的食物。过寒过热的食物容易刺激脾胃，影响消化，不但不利于肝脏健康，还会使脾胃受损。

二多一少一不吃

多摄入优质蛋白质
优质蛋白质能够修复受损的肝细胞。肝癌早期要保证蛋白质的摄入，防止蛋白质损耗过多，瘦肉、蛋类、鱼等都是优质蛋白质的来源；但是在肝癌晚期则要适当限制蛋白质的摄入，以免诱发肝性脑病

多补充维生素
维生素A、维生素C、维生素E、维生素K等都有辅助抗癌的作用，因此肝癌患者可以适当多吃新鲜的蔬菜和水果，以保证维生素的供给

减少脂肪的摄入
肝癌患者一般会有恶心、呕吐、腹胀等症状，过多摄入脂肪会增加消化负担，还会加剧肝区疼痛，尤其要限制动物性脂肪的摄入，如肥肉、动物油、油炸食物、熏烤食物等

不吃隔夜饭菜
隔夜饭菜是指存放超过8小时的饭菜，这些饭菜尤其是绿叶蔬菜炒后极易滋生细菌，产生致癌物质亚硝胺，所以不宜食用。饭菜最好现做现吃，尽量不吃剩饭剩菜

小贴士
坏情绪是隐形杀手

肝癌患者得知自己的病情后容易情绪低落，而中医认为，不良情绪可能会减少肝细胞的能量，导致肝失去调节功能，气血流通不畅，体内毒素恶化的速度也会加快，这些都不利于肝癌调理。因此，肝癌患者要保持乐观积极的态度，要以平常心接受疾病。

肿瘤医院营养师的防癌抗癌吃法

银耳猪肝粥

养肝护肝

材料　大米 100 克，猪肝 50 克，干银耳 20 克，鸡蛋液 45 个。

调料　盐 3 克，淀粉适量。

做法

1. 干银耳放入温水中泡发，洗净，撕成小朵；猪肝洗净，切片；大米洗净，用水浸泡 30 分钟。
2. 猪肝片加入盐、淀粉、鸡蛋液拌匀，挂浆。
3. 锅内倒入适量清水烧沸，放入大米，大火煮沸后转小火熬煮至八成熟，加入猪肝鸡蛋浆及银耳，继续煮至粥熟即可。

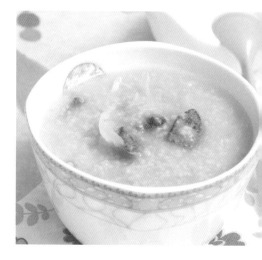

什锦西蓝花

促进肝脏解毒

材料　西蓝花、菜花各 200 克，胡萝卜 100 克。

调料　白糖、醋各 10 克，香油 1 克，盐 2 克。

做法

1. 西蓝花、菜花分别洗净，撕作小朵；胡萝卜去皮，切片。
2. 将西蓝花小朵、菜花小朵、胡萝卜切片放入开水中焯熟，凉凉。
3. 将西蓝花、菜花、胡萝卜片放入盘中，加白糖、香油、醋、盐搅拌均匀即可。

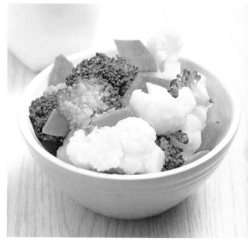

鲫鱼冬瓜汤

辅助治疗肝腹水

材料　净鲫鱼 1 条，冬瓜 300 克。

调料　盐、胡椒粉各 3 克，葱段、姜片各 5 克，清汤、料酒、植物油各适量，香菜末少许。

做法

1. 净鲫鱼洗净；冬瓜去皮、去瓤，切成大片。
2. 锅内倒油烧热，放入鲫鱼煎至两面金黄出锅。
3. 锅内倒油烧热，放姜片、葱段煸香，放鲫鱼、料酒，倒入适量清汤大火烧开，开锅后改小火焖煮 3 分钟，加冬瓜煮熟后，加盐、胡椒粉，撒香菜末即可。

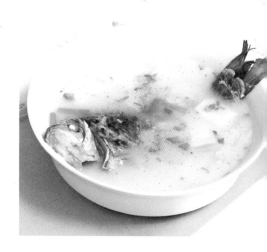

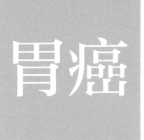

胃癌

清淡饮食、细嚼慢咽

胃癌是源自胃黏膜上皮细胞的恶性肿瘤。它的发病原因和机制比较复杂，但是可以确定的一点是与饮食密切相关。胃癌一般早期没有明显症状，因此极易被人忽视。得了胃癌，在接受化疗期间要做好饮食调理。

术后 3 周内：进食循序渐进，少食多餐

1. 逐步增加食量和食物的种类：

术后 1 ~ 2 天
禁食，待排气后可进食少量清流质饮食，适量喝水

术后 3 ~ 5 天后
可改为清流

术后 1 周
可吃流质饮食

术后 2 周左右
可吃半流质饮食

2. 注意少食多餐，每天进餐 6 ~ 7 次，每餐定时定量。

出院后恢复期：多吃易消化的食物，且种类多样

1. 患者胃肠功能恢复良好时，可吃容易消化的软食，如面条、肉粥、小包子、肉龙等。

2. 膳食要粗细、荤素搭配，要清淡少盐，多吃易消化吸收的食物，忌过咸、油炸、坚硬、腌制等食物。

3. 多吃些高蛋白、富含维生素的食物，能促进伤口愈合。蛋白质促进伤口愈合，减少感染的机会，如各种瘦肉、牛奶、蛋类等；维生素 A 能逆转皮质类固醇对伤口愈合的抑制作用，促进伤口愈合，如动物肝、胡萝卜、绿叶蔬菜、番茄等；维生素 C 可以促进胶原蛋白的合成，促使伤口愈合，如各种蔬菜、水果等。

4. 多吃有抗氧化作用的食物，阻断癌细胞的生成，起到抗击癌症的作用，如香菇、木耳、玉米、西蓝花、番茄、圆白菜等。

小米绿豆粥

养胃、排毒

材料　小米 50 克，绿豆、大米各 30 克。

做法

1. 大米、小米分别洗净，大米用水浸泡 30 分钟；绿豆洗净，提前浸泡 8 ～ 10 小时，洗净，放入蒸锅中蒸熟。
2. 锅置火上，倒入适量清水烧开，放入大米、小米，大火煮沸后改用小火煮 30 分钟，加入蒸好的绿豆，稍煮片刻即可。

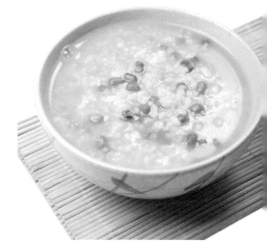

胡萝卜豆浆

促进伤口愈合

材料　黄豆 50 克，胡萝卜 30 克。

调料　冰糖 3 克。

做法

1. 黄豆用清水浸泡 10 ～ 12 小时，洗净；胡萝卜洗净，去皮，切块。
2. 将黄豆和胡萝卜块倒入全自动豆浆机中，加水至上下水位线之间，煮至豆浆机提示豆浆做好，过滤后加冰糖搅拌至化开即可。

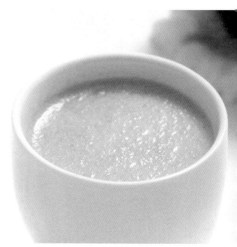

番茄炒嫩玉米

增强体质、养脾胃

材料　番茄、甜玉米粒各 200 克。

调料　葱花、盐、白糖各 3 克，植物油适量。

做法

1. 甜玉米粒洗净，沥干；番茄洗净，去皮，切丁。
2. 锅置火上，倒油烧热，放入番茄丁、玉米粒炒熟，加入盐、白糖调味，撒葱花即可。

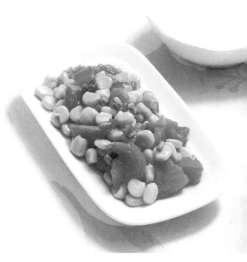

番茄洗净后，用刀在顶部划出十字形口，放入沸水中焯烫一下，这样容易剥掉番茄皮。

胰腺癌

多选择烩、汆、清蒸、清炖的烹调方法

约90%的胰腺癌是腺管上皮的导管腺癌。它是消化系统癌症中预后最不乐观的。本病占常见癌症的1% ~ 2%，发病率男性高于女性，男女之比为1.5 ~ 2：1，男性患者远较绝经前的妇女多见，绝经后妇女的发病率与男性相仿。

饮食应多样化

胰腺癌患者的膳食结构应均衡，且多样化，不要偏食。

主食	面条、粥、面包等
菜肴	瘦肉、动物肝脏、鱼类、禽类、蛋类、豆制品、蔬菜、菌类等

此外，应忌食肥腻、辛辣、刺激性的食物，如熏烤肉、烈酒、辣椒等。

术后饮食以易消化为主

胰腺癌手术后采取无脂流质饮食，然后逐渐过渡到低脂半流质饮食，再慢慢过渡到普通膳食，烹调方式多采用蒸、煮、汆、烩等。

多选择健康的烹调方法

患者的饮食多选择清蒸、清炖、烩等以水为介质的烹调方法，有利于保留营养，也有利于患者消化吸收。忌用油炸、煎、烤等烹调方法。

小贴士
术后进补须适量

胰腺癌患者术后要适量吃些有营养的食物，如鱼类、瘦肉等能促进伤口愈合，加速体力恢复，但不宜吃过多的营养品和补品，否则会加重胰腺的负担，不利于伤口愈合。

小米山药粥

预防便秘

材料　小米 60 克，大米 20 克，山药 100 克，枸杞子 5 克。

做法

1. 山药去皮，洗净，切小丁；枸杞子洗净；小米和大米分别洗净，大米用水浸泡 30 分钟。
2. 锅置火上，倒入适量清水烧开，下入小米和大米，大火烧开后转小火煮至米粒八成熟，放入枸杞子、山药丁煮至粥熟即可。

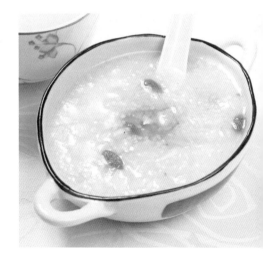

凉拌莴笋丝

健脾、宽肠

材料　莴笋 400 克。
调料　醋 10 克，盐、白糖、鸡精、香油各 5 克。

做法

1. 莴笋去叶，削去皮，切成细丝。
2. 将莴笋丝放入盘内，放入盐、白糖、醋、鸡精、香油拌匀即可。

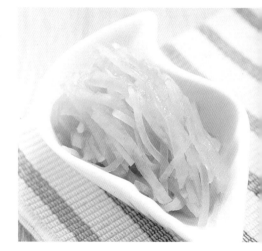

菠菜蒸蛋

滋阴补血

材料　蛋清 2 个，蛋黄 1 个，菠菜 50 克。
调料　盐 3 克，高汤适量。

做法

1. 菠菜洗净，放沸水中煮一下，捞起，加入适量的水打成糊状。
2. 取一蒸碗，将 2 个蛋清和 1 个蛋黄在碗中打散加入菠菜糊、高汤搅拌均匀，加盐调味后备用。
3. 取一蒸锅，蒸锅水烧开，放入蒸碗，盖上锅盖，以中火蒸 15 分钟至熟即可。

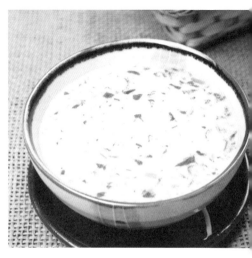

肾癌

多吃些补肾的食物

肾癌是指肾实质泌尿小管上皮系统的恶性肿瘤，又称为肾细胞癌或肾腺癌。它在我国泌尿生殖系统癌症中的发病率仅次于膀胱癌，占成人恶性肿瘤的 2% ~ 3%。肾癌的发病高峰年龄为 50 ~ 70 岁。

平衡膳食，限制高脂、高热量食物

油炸等高脂食物摄入过多会造成身体肥胖，多摄入一定量的全谷物类食物、蔬菜、水果等。含钠丰富的食物要远离，如豆腐乳、咸菜、咸蛋等。

吃些利尿的食物

患者体内水分过多，会加重肾脏负担，所以要多吃些利尿的食物，如冬瓜、黄瓜、番茄、芹菜、海带、鲤鱼、鲫鱼等。

吃些补肾的食物

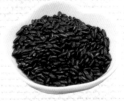

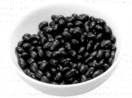

黑豆：补肾益气、利尿解毒的好食材，肾虚的人食用黑豆可解毒利尿，有效缓解尿频、腰酸等症状。

黑米：有滋阴益肾、益气强身、补肝明目、养精固涩的功效，可以作为防病强肾的滋补佳品。

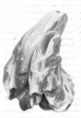

羊肉：性温，可增加人体热量，抵御寒冷，帮助脾胃消化，加上其营养丰富，可起到补肾壮阳的作用。

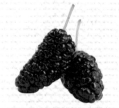

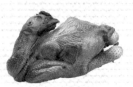

乌鸡：有补肝益肾、益气补血、滋阴清热的作用。《本草纲目》中记载，乌鸡能"补虚劳羸弱，治消渴……"。

桑葚：味甘酸，性寒，入肝、肾经，《滇南本草》称其能"益肾脏而固精，久服黑发明目"，可补血滋阴、补益肝肾。

黑米红枣粥

补肾健脾

材料　黑米80克，大米20克，红枣6枚，枸杞子5克。

调料　白糖5克。

做法

1. 黑米洗净，用水浸泡5小时；大米洗净，用水浸泡30分钟；红枣洗净，去核；枸杞子洗净。
2. 锅置火上，放入黑米、大米、红枣和适量清水，大火煮沸后转小火煮1小时，放枸杞子再煮5分钟，用白糖调味即可。

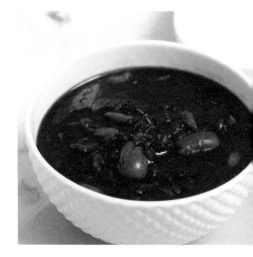

乌鸡菇杞汤

补气强肾

材料　乌鸡1只，平菇200克，枸杞子10克。

调料　盐3克，葱花、姜片各5克，胡椒粉适量。

做法

1. 乌鸡洗净，切块；平菇洗净，撕成细条。
2. 锅置火上，加入适量水，放入乌鸡块、姜片，大火煮开，加入平菇，再次煮开后转小火煲煮40分钟左右，加入枸杞子，大火煮10分钟，调入葱花、盐、胡椒粉即可。

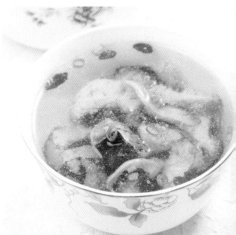

桑葚葡萄乌梅汁

健脾益肾

材料　桑葚、葡萄各100克，乌梅50克。

调料　蜂蜜适量。

做法

1. 桑葚洗净；葡萄洗净，去子，切碎；乌梅洗净，去核，切碎。
2. 将桑葚、葡萄碎、乌梅碎一同放入榨汁机中，加入适量凉白开搅打成汁后倒入杯中，加入蜂蜜调匀即可。

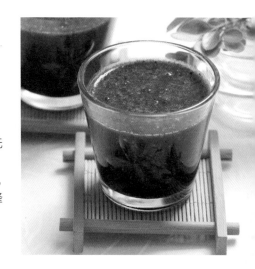

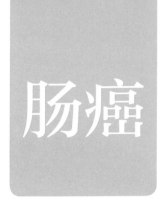
肠癌

避免高脂肪饮食

肠癌包括结肠癌和直肠癌，是我国常见的恶性肿瘤。肠癌的发病率从高到低依次是直肠癌、乙状结肠癌、盲肠癌、升结肠癌、降结肠癌及横结肠癌。在我国，尤其是城市地区，该病的发病率近几年明显上升，且大城市发病率明显高于小城镇和农村。

宜选择易消化吸收的食物

肠癌患者会有反复发作的情况，长此以往会导致患者消化吸收能力减弱，因此饮食上宜选择易于消化吸收的食物，如粥、面条、汤、米糊等。

术后要多食富含膳食纤维的食物

肠癌患者术后多吃些富含可溶性膳食纤维的食物，能刺激肠道蠕动，增加排便次数，减轻肠道的压力，还能带走一些致癌物和有害物质，如茄子、菜花、冬瓜、苹果、香蕉、橘子等。

吃些清热解毒的食物

患者在治疗过程中，需要适量吃些减轻化疗副作用的食物，如绿豆、红豆、薏米、丝瓜、香菇、苹果、猕猴桃等。

多补充水分，缓解便秘

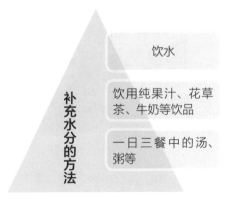

小贴士
肠癌患者应注意忌口

患者为了有效对抗癌症，应忌食辛辣、性燥热的食物，如花椒、胡椒、桂皮等。还要忌烟酒及腌渍、油炸食物等。

肠癌患者经常会伴有便秘的情况，所以患者要多补充水分。但补充水分不一定只是饮水。主要有左图所示的几种方法。

但是要尽量避免饮用过多的咖啡和可乐等碳酸饮料，含糖高的饮料更要适可而止。因为饮用含糖高的饮料会摄入过多热量，造成营养过剩，饮用后不注意刷牙漱口，还极易损害牙齿健康。

红豆燕麦小米糊

补水、利尿

材料　红豆 20 克，燕麦片、小米各 30 克，熟黑芝麻 10 克。

调料　冰糖 5 克。

做法

1. 红豆洗净，浸泡 4 小时；小米洗净。
2. 将红豆、燕麦片、熟黑芝麻、小米倒入豆浆机中，加适量水，按下"米糊"键，煮至豆浆机提示米糊做好，加冰糖化开即可。

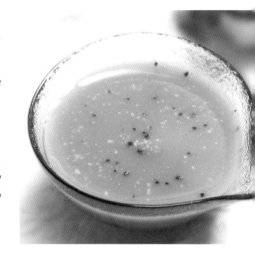

薏米南瓜粥

清肠胃、排毒

材料　南瓜 200 克，薏米、大米各 50 克，泡发银耳 20 克，枸杞子 5 克。

调料　蜂蜜 5 克。

做法

1. 南瓜洗净去皮，切丁；大米、薏米、枸杞子洗净，大米泡 30 分钟，薏米泡 2 小时。
2. 锅置火上，加水烧开后放入薏米，转小火煮30 分钟，加大米煮 20 分钟，放入南瓜丁和银耳，用小火继续煮 15 分钟，最后放入枸杞子再煮 5 分钟，加入蜂蜜调味即可。

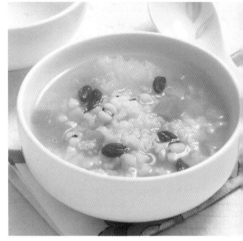

香菇炒菜花

宽肠利便

材料　鲜香菇 150 克，菜花 250 克。

调料　葱花、姜末各 5 克，盐 2 克，植物油、酱油各适量。

做法

1. 菜花掰成小朵，洗净，用冷水浸泡 10 分钟后捞出沥干水，放沸水中焯烫一下，沥干水分。
2. 鲜香菇洗净，放入沸水中焯烫一下，捞出沥干水分，切成块。
3. 锅内倒油烧热，爆香葱花、姜末，放菜花翻炒，再放香菇翻炒至熟，加盐、酱油炒匀即可。

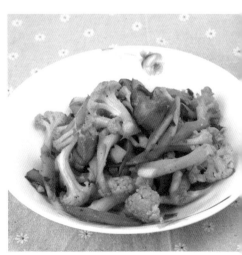

卵巢癌

饮食宜清淡，少食多餐

卵巢癌是女性持续排卵使卵巢表面上皮不断损伤和修复引起的。它是女性生殖系统癌症之一，其死亡率居女性癌症之首，且任何年龄都可能发生，与物理、化学、生物等致癌因子，以及内分泌、遗传、精神、饮食结构都有密切的关系。

根据自身情况采取少食多餐

正常情况下，每隔4～6小时进餐比较合适。卵巢癌患者因治疗的原因，消化吸收功能减退，应该根据自身情况采取少食多餐的方式进餐。此外，患者还要吃些增强食欲、易消化吸收的食物，如小米、山药等。

饮食以清淡为主，少吃肥甘厚味的食物

卵巢癌的女性患病后，心情压抑，往往没有食欲，所以日常饮食最好以清淡为主，多吃些粥、汤、面条等，少吃肥甘厚味的食物，如肥肉等。但并不是完全拒绝肉类食物，像鱼肉、鸡肉等含脂肪少的食物可以适量摄取。

吃些富含优质蛋白质的食物

患者在治疗过程中，会导致身体抵抗力下降，这时应多吃些富含优质蛋白质的食物，来增强体能，更好地对抗癌症。富含优质蛋白质的食物有奶类、豆类、瘦肉等。

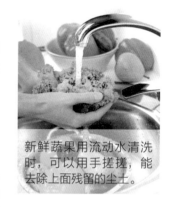

新鲜蔬果用流动水清洗时，可以用手搓搓，能去除上面残留的尘土。

保持食物干净、卫生

卵巢癌患者经过放化疗后，身体变得比较虚弱，且免疫力下降，所以抗病毒的能力也变弱，如果吃了不卫生的食物会加重病情，所以要保持食物清洁卫生。清洗新鲜蔬果用流动的清水既简单又省心。可以先用流动的清水冲洗干净，然后再浸泡10分钟左右。如果你对购买的果蔬不太放心的话，可以在水中放入适量的小苏打浸泡10分钟，再用清水冲洗干净，这样可以去掉大部分的脂溶性农药和菜虫。

肿瘤医院营养师的防癌抗癌吃法

荞麦山药豆浆

促进消化

材料　山药、红豆各 50 克，荞麦 60 克。

做法

1. 红豆用清水浸泡 6 ~ 8 小时，洗净；荞麦淘洗干净，用清水浸泡 2 小时；山药去皮，洗净，切小块。
2. 将红豆、荞麦、山药块倒入全自动豆浆机中，加水至上下水位线之间，按下"豆浆"键，煮至豆浆机提示豆浆做好过滤即可。

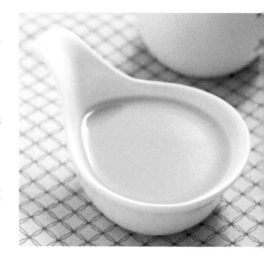

荞麦鸡蛋汤面

补充蛋白质

材料　荞麦面 100 克，鸡蛋 1 个，小白菜 50 克。

调料　葱花、姜丝各 5 克，盐 2 克，植物油适量。

做法

1. 荞麦面加水和成较硬的面团，用擀面杖擀成面条；小白菜洗净，切段。
2. 锅中放植物油烧热，下葱花、姜丝炒香，随即加清水，水开时下面条和鸡蛋，煮熟后放小白菜煮 1 分钟，用盐调味即可。

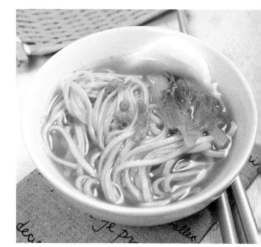

香菇木耳汤

调节免疫

材料　鲜香菇 80 克，水发木耳 50 克，胡萝卜 40 克。

调料　鸡汤、酱油各适量，盐、姜粉各 1 克。

做法

1. 香菇洗净，去蒂，切成片；木耳洗净，撕成小朵；胡萝卜洗净，去皮，切片。
2. 锅置火上，将鸡汤倒入锅中煮沸，加入香菇片、木耳、胡萝卜片煮开，3 分钟后放入酱油、盐、姜粉调味即可。

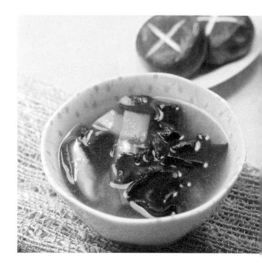

宫颈癌

补益气血最关键

宫颈癌又称子宫颈癌，是指发生在宫颈阴道部或移行带的鳞状上皮细胞及宫颈管内膜的柱状上皮细胞交界处的恶性肿瘤，是最常见的妇科恶性肿瘤。国际癌症研究机构调查发现，宫颈癌已经成为危险女性生命的第 4 大癌症（仅次于乳腺癌、大肠癌和肺癌），每年全球新增 50 万例宫颈癌患者。

吃些补血及含叶酸多的食物

含叶酸多的食物，如动物肝脏、豆类、菠菜、菜花、莴笋、橘子、木瓜等。

当患者有出血倾向时，可以吃些凝血、补血的食物。

凝血的食物

芥菜、木耳、香菇、蘑菇、藕粉、海参、蚕豆等

补血的食物

红枣、黑芝麻、桂圆、莲藕、猪肝等

小贴士

放疗期间出现放射性膀胱炎怎么办

这时应多吃清热利尿、滋阴解毒的食物，如薏米、红豆、荸荠、莲藕、菠菜、西瓜等。

治疗阶段不同，饮食调养重点也不同

治疗阶段	饮食调养重点	宜吃食物
手术后	以补益气血、生精益肾为主	山药、猪肝、甲鱼、芝麻、桂圆、桑葚等
放疗期间	以养血滋阴为主	莲藕、菠菜、芹菜、菱角、猪肝、牛肉、木耳、石榴等
化疗期间	以健脾补肾为主	薏米、山药、莲藕、木耳、枸杞子、猪肝、香蕉等

宫颈癌患者的饮食禁忌

饮食禁忌	辛辣刺激性食物和烟、酒等	温热性食物，如羊肉、韭菜、胡椒、姜、桂皮等
	肥腻、油炸、霉变、腌制食物	熏制、腌制食物

桂圆红枣粥

补血益气

材料　糯米 100 克，桂圆肉 20 克，红枣 10 枚。
调料　红糖 10 克。

做法

1. 糯米淘洗干净，用水浸泡 4 小时；桂圆肉去杂质，洗净；红枣洗净，去核。
2. 锅置火上，加适量清水烧开，放入糯米、桂圆肉、红枣，用大火煮沸，转小火熬煮成粥，加入红糖搅匀即可。

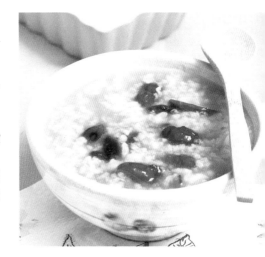

五色烩海参

增强免疫力

材料　水发海参片 300 克，香菇块、玉米笋段、荷兰豆片、胡萝卜片各 30 克。
调料　葱花、姜片、料酒各 5 克，高汤 40 克，胡椒粉 2 克，盐 3 克，香油、植物油各适量，水淀粉 20 克。

做法

1. 锅置火上，加水烧开，放入海参片、葱花、姜片、料酒、部分高汤煮 3 分钟，捞出。
2. 锅内倒油烧热，放入处理好的食材和盐、香油、胡椒粉炒匀，加高汤煮沸，用水淀粉勾芡即可。

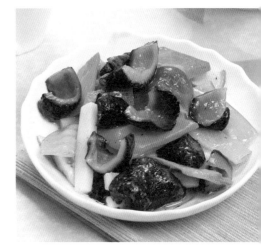

百合红豆汤

补血、消肿

材料　红豆 50 克，莲子 30 克，百合 5 克，陈皮 2 克。
调料　冰糖 10 克。

做法

1. 红豆和莲子分别洗净，用水浸泡 2 小时，莲子去心；百合泡发，洗净；陈皮洗净。
2. 锅中倒水，放入红豆大火烧沸转小火煮约 30 分钟，放入莲子、陈皮煮约 40 分钟，加百合继续煮约 10 分钟，加冰糖煮至化开搅匀即可。

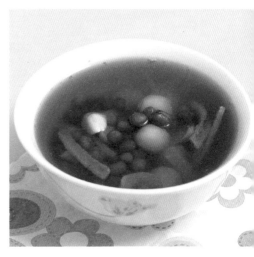

前列腺癌

多补充豆类食物

前列腺癌是指发生在前列腺上皮的恶性肿瘤。它具体包括腺癌（腺泡腺癌）、导管腺癌、尿路上皮癌、鳞状细胞癌、腺鳞癌，其中前列腺腺癌占95%以上，因此，通常说的前列腺癌是指前列腺腺癌。它是男性生殖系统最为高发的癌症。

多吃含番茄红素的食物

注意补充含有番茄红素的食物，如番茄、葡萄柚、番石榴等。番茄红素是最有效的类胡萝卜素类抗氧化剂，具有抗增殖作用，对前列腺癌具有预防作用。

注意补充硒

硒补充不足会引起硒蛋白的表达量降低，硒蛋白具有抗炎和抗氧化等重要作用，具有预防生物分子氧化损伤的作用，硒蛋白参与睾酮的合成，是前列腺正常和异常增生的重要调节因子。

多饮水、多排尿、不憋尿

前列腺癌患者要多饮水，能促进排尿，加速致癌物和有害物质排出体外，对辅助治疗前列腺癌有益。

晚期应以补充高蛋白质饮食为主

前列腺癌患者放化疗后会造成骨髓再生不良，尤其白细胞下降明显，所以为了预防血象下降，应补充高蛋白质食物。患者应多吃豆类、奶类、瘦肉、猪蹄、动物肝脏、鱼类、红枣、花生、核桃、胡萝卜、红豆等。

小贴士
注意生殖器卫生

患者要注意清洗自己的外生殖器，且配偶也要注意阴部卫生，以免隐藏在外阴部的细菌进入男性尿道，损伤前列腺。正确做法：每晚用温水洗澡，或温水坐浴，尽量不穿或少穿紧身内裤，改善前列腺的血液循环，保护前列腺。

玉米薏米粥

有效控制病情恶化

材料　玉米糁子、薏米各50克，红豆、糯米各3克。

做法

1. 玉米糁子、薏米、红豆、糯米洗净后，用水浸泡4小时。
2. 锅内加适量清水烧开，加入玉米糁子、薏米、红豆、糯米，大火煮开后转小火，煮1小时至米烂粥熟即可。

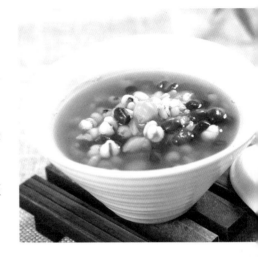

番茄炒蛋

辅助调理前列腺癌

材料　番茄250克，鸡蛋2个。

调料　葱花、白糖各5克，盐2克，植物油适量。

做法

1. 鸡蛋洗净，打散；番茄洗净，切块。
2. 锅置火上，放油烧热，下蛋液炒至成块状，捞出。
3. 锅中再次放油烧热，爆香葱花，放入番茄块翻炒，待番茄块出沙，放白糖、盐和炒好的鸡蛋，翻炒均匀即可。

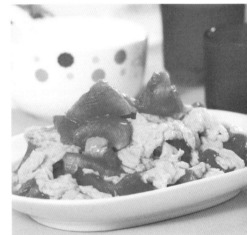

南瓜绿豆汤

清热利湿

材料　南瓜250克，山药50克，薏米、绿豆各30克。

调料　冰糖适量。

做法

1. 南瓜洗净，去皮、去瓤，切丁；山药洗净去皮，切丁；绿豆、薏米分别洗净，用水浸泡2小时。
2. 锅置火上，倒水大火煮沸，放薏米、绿豆大火烧开，转小火煮30分钟，加南瓜丁、山药丁煮至绿豆开花，加冰糖煮至化开即可。

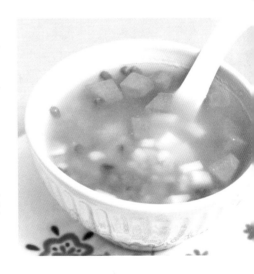

膀胱癌

多喝水要谨记

膀胱癌是指发生在膀胱黏膜的恶性肿瘤，是泌尿系统最为常见的癌症。膀胱癌包括膀胱尿路上皮癌、膀胱鳞状细胞癌、膀胱腺癌等，其中最常见的是膀胱尿路上皮癌，约占膀胱癌患者总数的 90% 以上，所以，通常所说的膀胱癌是指膀胱尿路上皮癌。

饮食均衡

膀胱癌患者应注意饮食均衡，能增强体质，有效对抗癌症。

谷薯类 （250 ~ 400 克）	蔬果类 （500 ~ 850 克）
奶类（300 克） 豆类、坚果类 （25 ~ 35）	肉蛋水产类 （120 ~ 200 克）

多吃养血止血的食物

膀胱癌患者由于经常尿血，会出现血虚的情况，所以平时因应多吃些养血、止血的食物，如红枣、莲藕、丝瓜等。如果感觉用这些食物做菜比较麻烦，可以榨成汁饮用，如红枣汁、莲藕汁、丝瓜汁等。

每天饮用 7 ~ 8 杯水

患者应该适当增加饮水量，提高抗病能力，有助于辅助治疗膀胱癌。因为多喝水有利于废物和毒素及时排出，使得尿液中细菌和致癌物相对降低，减少对膀胱黏膜的刺激和损害。所以患者应该每天饮用 7 ~ 8 杯水。

正确饮水方法

- 晨起空腹饮 1 杯水
- 不能一口气喝太多的水
- 不能渴了才喝水
- 饭后不宜立即喝水
- 运动时及时补水

肿瘤医院营养师的防癌抗癌吃法

生丝瓜汁

养血、止血

材料　生丝瓜（以新摘的为最佳）50 克。
调料　白糖 5 克。
做法
1. 新鲜丝瓜洗净切成片。
2. 然后放入大碗中捣烂取汁，加入白糖调味即可。

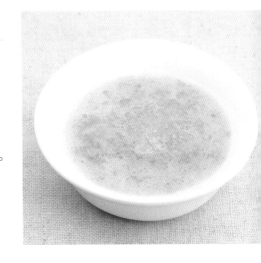

山药胡萝卜玉米羹

调节免疫

材料　玉米粒 150 克，山药、胡萝卜各 80 克，
　　　鸡蛋 1 个。
调料　水淀粉适量，葱花 5 克，盐 3 克。
做法
1. 玉米粒洗净捣成酱状；山药洗净，去皮，切
　 小块；胡萝卜洗净，去皮，切丁；鸡蛋打散。
2. 锅中倒适量清水烧开，加入山药块、胡萝卜丁
　 煮沸，加玉米酱煮熟，用水淀粉勾芡，再将蛋
　 液缓缓倒入，待煮沸后加盐调味，撒葱花即可。

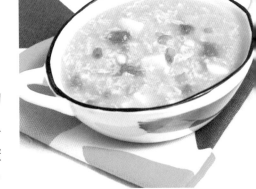

蘑菇冬瓜汤

利尿、清热

材料　冬瓜 200 克，鲜蘑菇 50 克。
调料　葱花、姜片各 5 克，盐 2 克，鸡精、香油
　　　各 2 克。
做法
1. 冬瓜洗净去皮、去瓤，切成薄片；鲜蘑菇洗净
　 去蒂后切片。
2. 在煮锅中放入适量清水，大火煮沸后，放入冬
　 瓜及葱花、姜片，继续煮沸后，放入蘑菇。
3. 待蘑菇煮熟，放入盐、鸡精、香油调味即可。

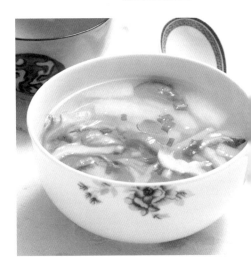

甲状腺癌

因地补碘，适当补硒

甲状腺癌是最常见的甲状腺恶性肿瘤，绝大部分甲状腺癌起源于滤泡上皮细胞。现代医学认为，它的发生与生活方式、放射线照射、性激素及精神情绪等有一定的关系。

是否补碘需因地而异

地域	是否补碘	宜吃食物
沿海地区	不需要补碘，且少食海带、紫菜等含碘丰富的海产品	洋葱、芦笋、香菇、蘑菇、木耳等
内陆地区	需要补碘，能预防甲状腺癌	海带、紫菜、海参、海蜇、海虾等

术后饮食要多样化

手术后，患者要注意饮食结构均衡，尽量做到饮食多样化，多吃高蛋白、多维生素、低脂肪、易消化的食物及新鲜蔬果，不吃刺激性的食物，少吃烧烤、油炸、过咸的食物。

多喝补硒的食疗汤

微量元素硒能抑制甲状腺肿瘤，调节患者免疫功能，对降低抗甲状腺抗体有一定的好处。可以喝些含硒的中药煲汤来缓解症状，富含硒的中药和食物有冬虫夏草、番茄、芦笋、蘑菇等。

多吃些防癌抗癌的食物

患者平时要吃些调节免疫、消肿散结的食物，能有效对抗癌症，如洋葱、大蒜、香菇、芹菜、木耳、山楂、红枣、柑橘、猕猴桃等。

小贴士
生活方式

少吃高脂高热量的食物，多吃非淀粉类蔬菜及鱼肉，少吃一些十字花科蔬菜。

海带豆香粥

缓解甲状腺癌治疗副作用

材料　大米 80 克，海带丝 50 克，黄豆 40 克。
调料　葱末 5 克，盐 3 克。
做法

1. 黄豆洗净，用水浸泡 4 小时；大米洗净，用水浸泡 30 分钟；海带丝洗净。
2. 锅置火上，加入清水烧开，再放入大米和黄豆，大火煮沸后改小火慢慢熬煮至七成熟，放入海带丝煮约 10 分钟，加盐调味，最后撒入葱末即可。

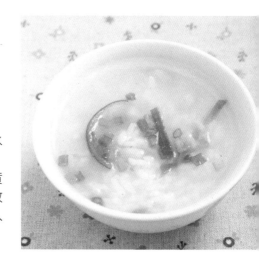

香菇胡萝卜面

调节免疫

材料　面条 150 克，香菇片、胡萝卜片各 20 克，菜心段 100 克。
调料　蒜片 10 克，盐 3 克，胡椒粉少许，植物油适量。
做法

1. 锅内倒油烧至五成热，爆香蒜片，放入胡萝卜、香菇、菜心略炒，加足量清水大火烧开。
2. 面条用水冲洗，去掉外面那层防粘淀粉，以保持汤汁清澈，然后放入锅中煮熟，加盐、胡椒粉调味即可。

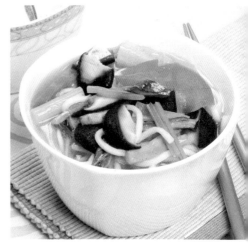

芦笋炒茭白

平衡免疫

材料　茭白 250 克，芦笋 150 克。
调料　盐 3 克，姜丝 5 克，水淀粉 10 克，植物油适量。
做法

1. 将芦笋根部老硬的外皮削去，洗净后切成段；茭白剥去外皮，洗净后切成和芦笋同样长的条。
2. 锅内倒油烧热，放入姜丝爆香，将切好的茭白条和芦笋段放入锅中快速翻炒，加盐调味，用水淀粉勾芡即可。

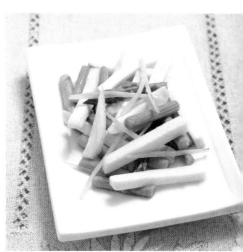

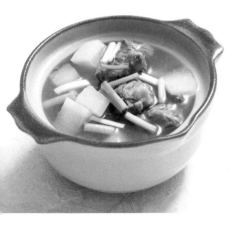

清炖羊肉

强身健体

材料　羊肉 400 克，白萝卜 200 克。
调料　葱段、姜片各 20 克，花椒 2 克，盐 4 克，香油少许。

做法

1. 羊肉和白萝卜分别洗净，切块。
2. 锅置火上，加水烧开，放入羊肉焯水，撇去浮沫，捞出洗净。
3. 砂锅加水置于火上，将羊肉、白萝卜块、葱段、姜片、花椒放砂锅中，锅开后改为小火慢炖至肉酥烂，加入盐、香油调味即可。

盐水虾

补碘

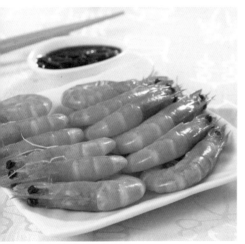

材料　虾 300 克。
调料　葱段、姜片各 5 克，料酒 10 克，花椒 2 克，大料 1 个，盐 2 克。

做法

1. 虾处理干净，洗净，控干水。
2. 锅置火上，倒入清水，放入葱段、姜片、料酒、花椒、大料烧沸。
3. 将虾倒入锅内，煮 2 分钟后，加盐再煮 1 分钟关火，闷 15 分钟左右即可。

青菜蘑菇汤

增强免疫力

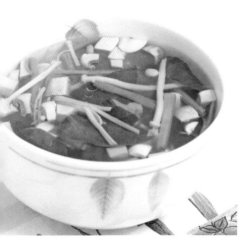

材料　口蘑、金针菇各 100 克，青菜（如芹菜、菠菜等）50 克。
调料　姜片 5 克，盐 2 克，香油适量。

做法

1. 口蘑洗净，切小块；金针菇洗净，去根；青菜清洗干净，切小段。
2. 锅置火上，加水适量，放姜片煮开，加入口蘑和金针菇，水开后，加入青菜、盐煮沸，淋入香油，关火即可。

吃对四季饮食
防癌抗癌更有效

春季 饮食清淡 多食蔬果

春季应以养肝为先，俗话说"一年之计在于春"，肝脏是生命之源，呵护好肝脏是身体健康的基础。癌症患者应该坚持清淡饮食，多食蔬果，保护肝脏健康，调节身体免疫力，这样对抗癌症才有坚实的基础，可以多食韭菜、春笋、绿豆芽等。

养肝莫忘调脾胃

中医认为，春季对应的脏器是"肝"，同时又认为脾胃是后天之本，是"气血生化之源"，脾胃健旺，脏腑才能强盛，因此，春季在养肝的同时也不能忘记健脾胃。

吃好一日三餐更抗癌

1. 清淡饮食，可适当多吃些粥。
2. 保证充足的优质蛋白质，可选奶类、蛋类、鱼肉、禽肉等食物。
3. 适当多吃些应季的新鲜蔬菜，如芹菜、菠菜、香椿、荠菜等，以增强抵抗力。

春季防癌抗癌食材精选

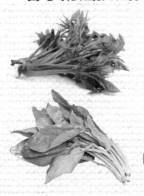

香椿
滋养肝脏

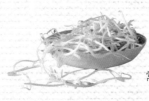

绿豆芽
有效缓解春季
常见的上火症状

菠菜
降低肠癌发生率

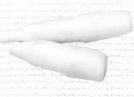

春笋
增强抵抗力

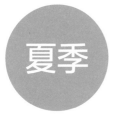

夏季　多食养心安神的食物

夏季以养心、护心为主，癌症患者也应该多吃些养心安神的食物，增强食欲，滋养身体，以更好地对抗癌症，可多吃苦瓜、红枣、番茄、生菜等。

多吃"苦"，有效败心火

中医认为夏属火，与五脏中的心相对应。夏天心火最易旺盛，当气温升高后，人们极易烦躁不安，也容易伤及心脏。因此，在整个夏季要特别注重对心脏的养护。中医认为，苦味入心，夏季食苦可泻心火，不仅能缓解因疲劳和烦闷带来的不良情绪，还能祛暑除热、清心安神、清肺、健脾胃。因此，夏季里可适当吃些苦味食物，如苦瓜、莲子心、荞麦等。

吃好一日三餐更抗癌

1. 饮食宜清淡，可适当多喝些汤汤水水。
2. 养心可以多喝牛奶，多吃豆制品、鸡肉、瘦肉等，既能补充营养，又可达到强心的作用。
3. 夏季蔬果丰富，多吃新鲜的蔬菜、水果及粗粮，既可增加膳食纤维、维生素 C 和 B 族维生素的供给，起到预防动脉硬化的作用，又能滋润肌肤，防止晒伤。

夏季防癌抗癌食材精选

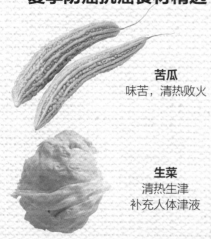

苦瓜
味苦，清热败火

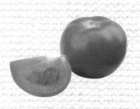

番茄
含有维生素 C 和
番茄红素，可生津

生菜
清热生津
补充人体津液

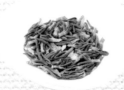

莲子心
味苦，有清热、
安神、强心之效

肿瘤医院营养师的防癌抗癌吃法

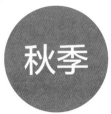

秋季 多吃滋阴润肺的食物

秋季气候干燥，应该多吃些防秋燥的食物，如芝麻、蜂蜜、莲藕、梨、鸭子等。

进补不能乱补

夏天天气炎热，人们往往食欲缺乏，到了秋天，天气转凉，人们食欲大振，同时也为了迎接寒冷冬季的到来，人们开始敞开胃口来进补，这就是"贴秋膘"。但是，进补不能盲目，要有选择性，否则很容易造成脂肪堆积、能量过剩，尤其是"三高"患者及体虚的老年人更要注意。比如，在肉类的选择上，既可选择脂肪含量低的鸭肉、兔肉、鸡肉等，也可以适当吃些鱼肉等。

秋燥要防

秋季天气干燥，容易出现口干、鼻干、咽干等现象，这就是秋燥症状。要缓解秋燥症状，在饮食上应以滋阴润燥为主。

吃好一日三餐更抗癌

1. 饮食多样化，营养要均衡。
2. 多吃些滋阴润燥的食物，如银耳、核桃、蜂蜜等，可以起到滋阴润肺、防燥养血的作用。
3. 少食辛味食物，防燥护肝。辛味食物，如葱、姜、蒜、韭菜、辣椒等吃得过多，会使肺气更加旺盛，这会伤及肝，故要摄取有度，不可多食。

秋季防癌抗癌食材精选

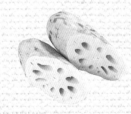

莲藕
生吃可生津
止渴、防秋燥，
熟吃可益血养胃

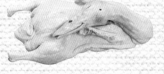

鸭肉
滋阴养胃
健脾补虚

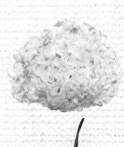

银耳
生津养阴
润肺止咳

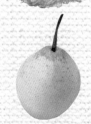

梨
"镇咳圣果"
可润肺清痰

冬季 多食防寒保暖的食物

在冬季，不仅身体的某些部位会感觉寒冷，内脏器官也会受到寒冷空气的侵袭，因此，暖身防寒是整个冬季养生的目标。可吃些防寒保暖的食物，如白萝卜、栗子、土豆、红枣等。

寒冬打响"保胃"战

冬季天气寒冷，容易引发一些胃部疾病，因此，一定要避风寒，保养胃气。可多吃些温热驱寒的食物，如姜、蒜、羊肉、胡椒、虾、韭菜等来增强人体阳气。此外，还可以多喝一些红茶，能起到暖胃之功效。

抗感冒势在必行

冬季人体容易受寒邪侵袭，引起感冒，因此，可多吃些能调节免疫力的食物。比如可多摄入蛋白质，尤其是优质蛋白质。富含优质蛋白质的食品有奶类、蛋类、鱼虾类、瘦肉、大豆及其制品等。

吃好一日三餐更抗癌

1. 冬季以增加热量为主，可适当多摄入富含碳水化合物、脂肪和蛋白质的食物，以增强人体的耐寒力和抗病力。

2. 饮食宜温热松软，忌食生冷坚硬的食物，如冷饮、黄瓜等，否则会令脏腑血流不畅，损伤脾胃。

3. 冬季宜进补温热之品，如牛肉、羊肉等，还宜多进食一些富含维生素的食物，如白菜、橙子等，以调节人体免疫力，预防感冒。

冬季防癌抗癌食材精选

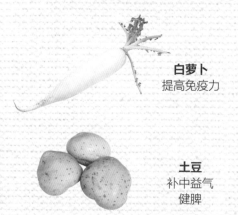

白萝卜
提高免疫力

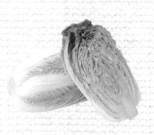

白菜
富含膳食纤维

土豆
补中益气
健脾

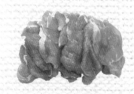

羊肉
温补养生
滋补养肾

肿瘤医院营养师的防癌抗癌吃法

PART

8

放化疗期间的饮食调理

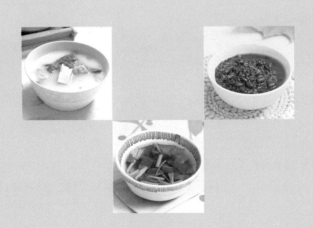

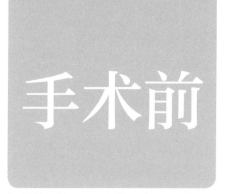

手术前

储备营养是关键

手术是用来切除癌细胞和附近组织的一种创伤性治疗方法，对癌症患者的身体状况要求比较高。所以癌症患者手术前应做好营养储备，增强体质，才能为顺利度过手术期提供物质保证。此外，术后一段时间不能正常进食，伤口愈合、组织再生都需要营养，这也需要术前来储备营养。

能进食者应吃些富含蛋白质的食物

蛋白质能为身体供给能量，增强机体的免疫力。一旦摄入不足，会导致免疫力低下，不利于手术顺利进行。因此，每天必须摄入75克蛋白质，如果按照体重65千克计算，相当于馒头200克 + 鸡胸肉100克 + 豆腐200克 + 花生仁100克。

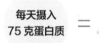 = 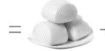 + + 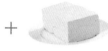 +

每天摄入75克蛋白质 = 馒头200克 + 鸡胸肉100克 + 豆腐200克 + 花生仁100克

富含蛋白质的食物，如鱼类、肉类、蛋类、豆类等。

此外，不能进食者，应静脉补充营养。

补充足够的碳水化合物

术前，癌症患者应摄入充足的易消化的碳水化合物，能保证肝脏储存较多的糖（肝糖原），保证手术过程中血糖浓度，及时提供能量，保护肝脏免受麻醉剂的损害。此外，碳水化合物是机体重要的构成成分，当供应充足时，机体就不需动用蛋白质来供应，这样就节约了蛋白质，增强了体质。

适合癌症患者手术前食用的富含碳水化合物的食物，如谷类、豆类、薯类、水果、坚果等。

癌症类型不同，术前饮食也不同

对于胃肠道及腹部癌症的患者，术前3~5天要停用普通饭，改用少渣的半流食，避免摄入高纤维、易胀气的食物；术前1~2天改为流食；术前1天晚上应禁食。

对于其他癌症的患者，一般不限制饮食，但术前12小时应禁食，术前4小时应禁水，可避免因麻醉和手术中呕吐导致的吸入性肺炎或窒息。

肿瘤医院营养师的防癌抗癌吃法

豆腐奶鱼汤

补充优质蛋白质

材料 净鲤鱼块 500 克，豆腐块 250 克，番茄块 100 克，牛奶 100 克。

调料 葱段、姜片、蒜片、香菜末各 5 克，淀粉、盐各 3 克，料酒 8 克，植物油 10 克。

做法

1. 鲤鱼块放盐、料酒腌制半小时，拍上淀粉，放入八成热的油锅煎至两面金黄，捞出备用。
2. 锅内倒油烧热，爆香葱段、姜片、蒜片，放鱼块、开水、豆腐块和番茄块，中火煮 15 分钟，加盐调味，倒牛奶煮沸，撒香菜末即可出锅。

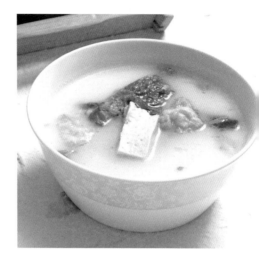

鸡肉炒菜花

增强身体抵抗力

材料 鸡胸肉 200 克，菜花 150 克，胡萝卜 50 克。

调料 葱花 5 克，盐 2 克，水淀粉、植物油各适量。

做法

1. 菜花洗净掰成小朵，焯水后备用；鸡肉洗净切小条；胡萝卜洗净切成菱形块。
2. 锅中火上，放油烧热，放鸡肉条炒熟；放葱花一起炒，倒入菜花、胡萝卜块，倒入水淀粉，加盐，翻炒至熟即可。

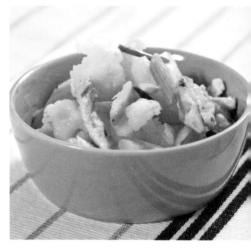

芋头胡萝卜粥

补充碳水化合物

材料 芋头、大米各 50 克，胡萝卜 20 克。

做法

1. 大米洗净，用水泡 30 分钟；芋头去皮，洗净，切丁；胡萝卜洗净，切丁。
2. 锅置火上，放入适量清水煮沸，加入大米煮沸，转小火熬煮 20 分钟，加入芋头丁、胡萝卜丁用大火煮沸，再转小火熬煮成米粒、芋头、胡萝卜熟透的稠粥即可。。

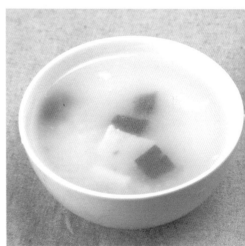

手术后

饮食搭配好，身体恢复快

手术后癌症患者身体虚弱，加上伤口、组织需要恢复，这就需要补充足够的营养，所以术后饮食搭配好，能提高患者的体质，增强抵抗力，促进身体快速恢复。术后癌症患者的消化吸收能力较弱，要根据患者的手术部位和病情安排膳食，一般分为流食期、半流食期和普通软食期。

术后 1～2 天流食期

流食，即流质食物，指食物呈液体状态或是在口腔内能成为液体，具有无渣滓、无刺激性的特点。常用的流食有米汤、藕粉、鲜果汁、牛奶、豆浆等。

术后 3～7 天半流食期

半流食是比较稀软、易咀嚼吞咽、易消化的膳食，为流食到普通饮食的过渡膳食，具有少膳食纤维、无刺激性特点的半固体食物。常用的半流食有大米粥、小米粥、肉末粥、碎菜粥、面片汤、挂面汤、蒸蛋羹、荷包蛋、汆鱼丸、豆腐脑、乳酪等。

术后 1 周的普通软食

普通软食通常指一些固体类食品，与正常人日常饮食基本相同，但烹调出来的食物，要以软烂、易消化为主。以清淡、少食多餐为原则，需要补充必要的优质蛋白质和不饱和脂肪酸。碳水化合物类食物要注意增加杂粮和薯类的比例，主要对非消化道手术病人，占每天主食的 1/3～1/2 为宜，但一定要做得比较软烂易于消化。常见的普通软食有杂粮饭、花卷、包子、馒头、饼、蔬菜、水果等。

多食富含维生素的食物

维生素可以维持身体生长和正常的生命活动，术后患者需要及时补充维生素，才能促进伤口的愈合，增强身体的免疫力。富含维生素的食物有谷类、肝脏、奶类、蛋黄、蔬果、鱼类等。

大米汤

补充水分

材料　大米 80 克。

做法

1. 大米洗净，用水浸泡 30 分钟。
2. 锅置火上，放入适量水烧热，放入大米大火煮开，转为小火慢慢熬成粥。
3. 粥好后，放置 4 分钟，用勺子舀去上面不含饭粒的米汤，放温即可。

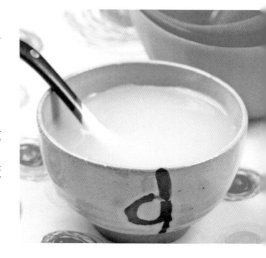

面片汤

补水、利小便

材料　小馄饨皮 20 克，青菜 10 克。

做法

1. 小馄饨皮沿对角线切两刀，成小三角状；青菜洗净，切碎末。
2. 锅中放水煮开，放入三角面片，煮开后放入青菜碎，煮至沸腾即可。

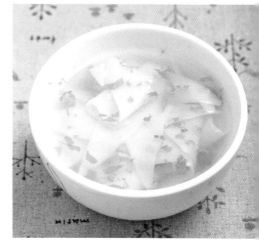

南瓜薏米饭

促进排便

材料　薏米 50 克，南瓜 200 克，大米 100 克。

做法

1. 南瓜洗净，去皮、去瓤，切成颗粒；薏米洗净，拣去杂质，用水浸泡 3 小时；大米洗净，用水浸泡 30 分钟。
2. 将大米、薏米、南瓜粒和适量清水放入电饭锅中，摁下"煮饭"键，蒸至电饭锅提示米饭蒸好即可。

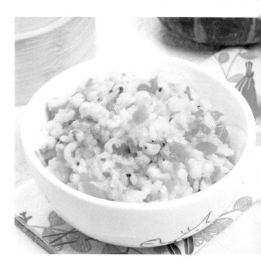

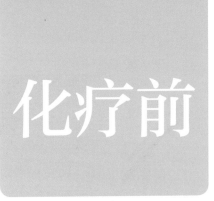

化疗前

补气补血，强身健体

化疗是使用药物杀死癌细胞的一种治疗方法。其中有些化疗药物在伤害癌细胞的同时也会伤害健康细胞，导致癌症患者身体虚弱，抵抗力下降，进而降低化疗的效果。所以，化疗前应尽量多摄入营养，给身体一个良好的营养储备，增强化疗效果。

均衡饮食，补充营养

化疗对身体的伤害比较大，所以化疗前应均衡饮食，补充营养。根据《中国居民膳食指南（2016年）》建议：

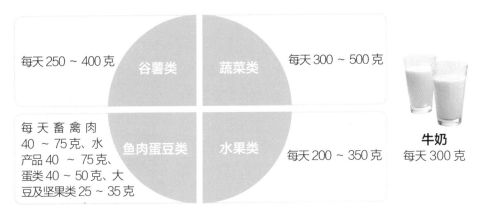

每天250～400克 谷薯类

蔬菜类 每天300～500克

每天畜禽肉40～75克、水产品40～75克、蛋类40～50克、大豆及坚果类25～35克 鱼肉蛋豆类

水果类 每天200～350克

牛奶 每天300克

化疗前除增加营养外，注意补充含硒丰富的食物

硒能保护细胞免遭氧化损伤，还能维持白细胞的稳定，从而提高免疫功能。所以化疗前7天可以进行补硒调理，提升硒的含量，有效减轻患者的化疗反应，对患者顺利完成治疗影响很大。富含硒的食物有海产品、坚果、全谷物、小麦胚芽、蛋黄等。

多吃些补气血的食物，强壮身体

癌症患者化疗前吃些补气血的食物，可以让精力充沛，强壮身体，为化疗提供营养基础。补气血的食物有红枣、猪肝、乌鸡、黑木耳、黑豆、黑芝麻等。

肉丝豆腐羹

满足身体对蛋白质的需要

材料 豆腐 300 克，猪瘦肉 150 克，冬笋 50 克，干木耳 5 克。

调料 盐 3 克，鸡精 1 克，料酒 5 克，水淀粉 15 克，基础猪骨高汤适量。

做法

1. 豆腐洗净，切成条块；猪瘦肉洗净，切成丝；冬笋剥皮，切成丝；干木耳泡发，洗净，切丝。
2. 锅内倒油烧热，将肉丝放入，煸炒几下，加入基础猪骨高汤，加料酒、豆腐条、木耳丝及冬笋丝，烧沸，加入鸡精、盐，用水淀粉勾芡即可。

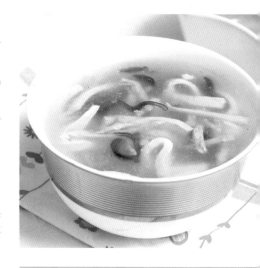

赛螃蟹

补硒

材料 鸡蛋 3 个。

调料 葱末、姜末、蒜末、白糖各 15 克，醋 20 克，料酒、生抽各 5 克，盐少许，植物油适量。

做法

1. 鸡蛋分离出蛋清、蛋黄搅匀。
2. 葱末、姜末、蒜末、白糖、醋、料酒、生抽、盐放入碗中搅匀放置 15 分钟。
3. 蛋清、蛋黄分别炒至半凝固状盛出，将调料汁淋在其上即可。

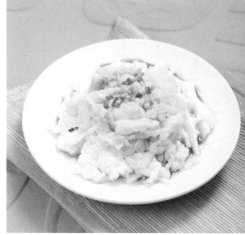

黑豆紫米粥

补肾、补血

材料 紫米 75 克，黑豆 50 克。

调料 白糖 5 克。

做法

1. 黑豆、紫米洗净，用水浸泡 4 小时。
2. 锅置火上，倒入适量清水大火烧开，加紫米、黑豆煮沸，转小火煮 1 小时至熟，撒上白糖拌匀即可。

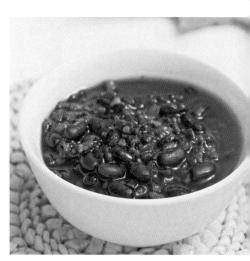

化疗中

副作用不同，饮食也不同

化疗期间，由于化疗药物在杀死癌细胞的同时，也会对健康细胞造成一定的损害，所以会产生一些副作用。所以针对不同的副作用，饮食也是不同的。

化疗当天饮食尽量提前，减少不良反应

患者每天应以谷类、蔬菜、水果，搭配易消化的鸡肉、鱼肉、鸡蛋等饮食，可适当补充蛋白质粉和全素营养，注意少食多餐、干稀分餐，减少不良反应，但注意日常饮食要少油。

消化道不适，宜吃易消化、开胃的食物

1. 如果患者出现恶心、呕吐、食欲不佳时，应多吃些易消化的食物，且主食以流食或半流食为主，如粥类、面条等。

2. 还要吃些开胃的食物，如山楂、陈皮、白扁豆、萝卜、香菇等。

3. 切忌生冷油腻的食物，如西瓜、梨、芹菜等。油腻的食物如肥肉等也不宜食用。

有上火的症状，多食新鲜的蔬果

如果化疗期间，患者出现口渴、口腔溃疡、大便干结、尿黄、舌苔发红等津液耗损、热毒伤阴的上火症状，应多食新鲜的蔬果，忌吃辛辣刺激性的食物，有利于缓解上火症状。去火的食物有绿豆、苦瓜、莲子、菊花等。

有头晕乏力的症状，应多吃补铁的食物

在化疗期间，患者的白细胞和血小板会急剧下降，常出现头晕目眩、倦怠乏力等全身衰弱的情况，这时应多吃些补铁补血的食物，如猪肝、菠菜、桂圆、红枣、花生米等。

> **小贴士**
> **化疗开始的24小时饮食要谨慎**
>
> 患者化疗开始的24小时内尽量不要吃自己喜欢吃的食物，否则会影响患者以后对这种食物的感觉。此外，生姜有止呕的作用，化疗期间可以尝试。

山楂麦芽粥

健脾开胃

材料　大米 100 克，麦芽 30 克，山楂 15 克。
调料　陈皮 5 克。
做法

1. 麦芽、陈皮洗净；大米洗净，用水浸泡 30 分钟；山楂洗净，去子，切块。
2. 锅置火上，加适量清水烧开，放入麦芽、陈皮大火煮 30 分钟，再放入大米煮开，加入山楂块，小火熬煮成粥即可。

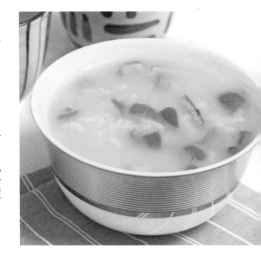

菊花绿豆粥

清热、去火

材料　小米 80 克，绿豆 50 克，菊花 10 克。
调料　白糖 10 克。
做法

1. 绿豆洗净，用水浸泡 4 小时；小米洗净；菊花洗净。
2. 锅置火上，倒入适量清水大火烧开，加绿豆煮沸 15 分钟，加入洗净的小米，先用大火煮 5 分钟左右，再改小火煮约 20 分钟。
3. 加入菊花继续煮约 5 分钟，加白糖调味即可。

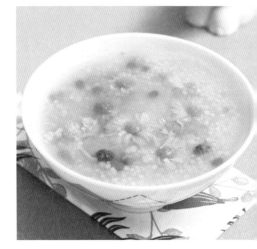

菠菜炒猪肝

补铁补血

材料　猪肝 250 克，菠菜 150 克。
调料　姜末、酱油、料酒、淀粉各 5 克，白糖 8克，盐 2 克。
做法

1. 猪肝放入水中泡 30 分钟，去除血水，切片，加入姜末、酱油、料酒、淀粉拌匀腌渍 10 分钟；菠菜择洗干净，焯烫一下，控水，切段。
2. 锅内倒油烧热，放入猪肝大火炒至变色，放入菠菜段稍炒，加盐、白糖炒匀即可。

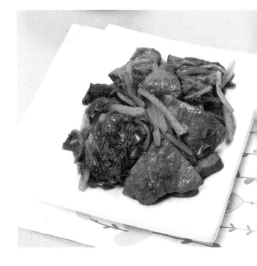

化疗后

加强营养助元气恢复

对于刚做完化疗的患者来说，身体比较虚弱，要选择营养丰富又好消化的食物，有利于身体恢复元气，还能有效减轻化疗的副作用。

吃些高热量、高蛋白、高维生素的食物

化疗后不良反应逐渐减轻，可吃些高热量、高蛋白、高维生素的食物，能为身体提供足够的能量和热量，有利于身体的快速恢复，如鱼类、肉类、豆类、牛奶等。此外，还要多吃些新鲜的蔬果来增加维生素的摄入。

吃些补益类的食物，补充元气

化疗后，患者要吃些补益类的食物，有利于身体的恢复，还能补充元气。可多吃些补血补气的食物，如红枣、猪血、山药、土豆、香菇等。

摄入足够的水，促进毒素的排出

化疗后，患者在自身条件允许的情况下，应该多饮水，能促进化疗后代谢产物的排出，减轻肾内毒性，最好每天饮水摄入量达到 2000 毫升以上。

菜肴色香味俱全，有利于增强食欲

化疗后，如果患者出现食欲减退的情况，可以利用菜肴的色香味来提高食欲，促进身体恢复。此外，也可以多食些富含锌的食物来增强食欲，富含锌的食物有牡蛎、牛肉、虾肉、蛋黄等。

多吃防癌抗癌的食物

化疗后，除了保证各种营养的供给外，还要补充防癌抗癌的维生素和微量元素，调节身体的免疫力，如红薯、山药、薏米、牛蒡、大蒜、芦笋、番茄、香菇、木耳等。

滑蛋牛肉粥

补充能量

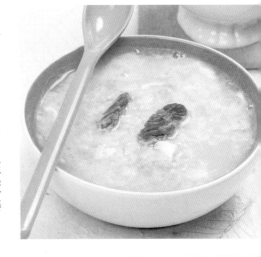

材料　牛里脊肉 50 克，大米 100 克，鸡蛋 1 个。
调料　姜末、葱末、香菜末各 5 克，盐 2 克。
做法
1. 牛里脊肉洗净，切丝，加 1 克盐腌 30 分钟；大米洗净，用水浸泡 30 分钟。
2. 锅置火上，加适量清水煮开，放入大米，煮至将熟，将牛里脊肉丝下锅中煮至变色，将鸡蛋打入锅中搅拌，粥熟后加剩余的盐、葱末、姜末、香菜末即可。

家常炒山药

补气

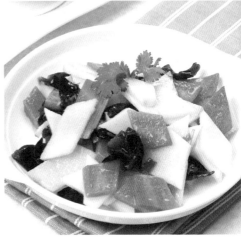

材料　山药 250 克，水发木耳 50 克，胡萝卜 100 克。
调料　白糖、醋各 10 克，葱花、姜丝各 5 克，香菜段 15 克，盐 2 克，香油适量。
做法
1. 山药洗净，去皮，切菱形片，下凉水锅中煮至微变透明；胡萝卜洗净，切片；水发木耳撕小朵。
2. 锅内倒油烧热，爆香葱花、姜丝，放入胡萝卜片、木耳煸炒，下山药片，调入盐、醋、白糖炒匀，入香菜段，淋香油即可。

草菇炒番茄

防癌抗癌

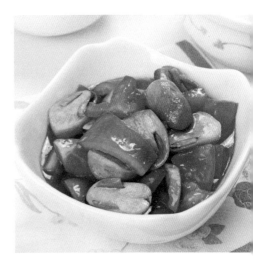

材料　番茄 200 克，草菇 150 克，青椒 50 克。
调料　料酒、酱油、白糖各 10 克，水淀粉 5 克，盐、醋各 2 克，鸡精适量。
做法
1. 番茄洗净，切块；草菇洗净，切半放在沸水中炒熟；青椒洗净，去蒂切片。
2. 锅内倒油烧热，放入草菇、料酒、酱油翻炒，放番茄块、青椒翻炒至熟，加白糖、盐、醋、鸡精调味，用水淀粉勾芡即可。

放疗期

开胃、提高食欲有方法

放射治疗是用各种不同能量的射线照射癌细胞，达到抑制和杀死癌细胞的一种治疗方法。由于放疗对正常细胞和癌细胞都有杀伤作用，所以对患者的身体伤害较大，因此，癌症患者要保证放疗顺利进行，必须重视饮食的调养。

多食清淡的食物

口干、咽喉痛等是患者放疗时最常见的放疗反应，主要是因为放射线损伤了唾液腺及黏膜引起的，这时可多食清淡、无刺激的饮食，如粥、龙须面、汤等，避免粗糙、坚硬的食物。此外，饭菜的温度不宜太高，肉要剁细，蔬果若无法下咽时可榨成汁饮用，也可以增强食欲。

多吃些养阴生津的食物

放疗期间，放射线的副作用往往会耗伤人体津液，导致人出现口唇干燥，味觉、嗅觉减退，食欲下降等，所以应多吃些养阴生津的食物，如藕汁、胡萝卜汁、绿豆汤、冬瓜汤、荸荠汤、银耳羹等，而且应多吃鱼、肉、蛋、新鲜蔬果等。

宜食易消化、少油腻的食物

腹部放疗时，可能出现恶心、呕吐、腹泻等情况，这是放射治疗引起的胃肠道反应。此时饮食宜清淡而少油腻，少吃多餐，菜肴中可放入少量姜汁来调味，尽量避免不新鲜或气味怪异的蛋白质食物。此外，避免吃高纤维的食物及黏腻的食物。皮蛋瘦肉粥、绿豆冬瓜汤、香蕉银耳莲子羹、酸奶等可以保护肠胃，促进营养消化吸收，提高食欲。

多食含优质蛋白的食物

放疗容易引起骨髓抑制，导致白细胞和血小板下降，所以应多食含优质蛋白的食物，如瘦肉、动物肝脏、动物血、花生米等。此外，放疗期间饮食最好采用煮、炖、蒸等方法，有利于吸收营养。

绿豆汤

滋阴养津

材料　绿豆 50 克。

做法

1. 绿豆洗净，用水浸泡 4 小时。
2. 锅中放适量水烧开，倒入绿豆，大火煮至汤汁基本干时，加入沸水，小火煮 20 分钟左右至绿豆开花即可。

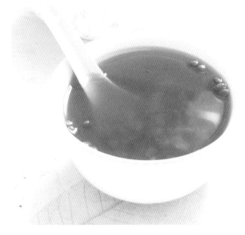

菠菜猪血汤

补血

材料　菠菜 150 克，猪血 200 克。
调料　盐 2 克，香油 1 克。

做法

1. 猪血洗净，切块；菠菜洗净，焯水，切段。
2. 将猪血块放入砂锅，加适量清水，煮至熟透，再放入菠菜段略煮片刻，加入盐调味，淋香油即可。

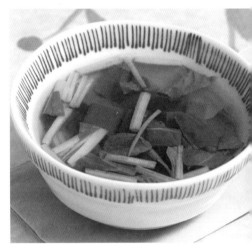

土豆小米粥

健脾胃

材料　土豆 100 克，小米 60 克，大米 20 克。
调料　葱末、香菜末各 5 克，盐 2 克，香油少许。

做法

1. 土豆去皮，洗净，切小丁；小米和大米分别淘洗干净。
2. 锅中放入土豆丁、小米、大米和适量清水，大火烧开后，转小火煮至米粒熟烂，加盐调味，撒上葱末、香菜末，淋上香油即可。

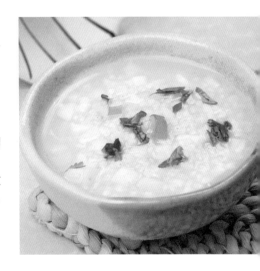

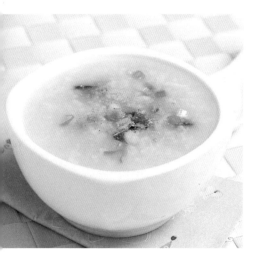

皮蛋瘦肉粥

滋阴润燥

材料	大米 100 克，猪瘦肉 50 克，皮蛋 1 个。
调料	葱末 10 克，料酒 5 克，盐 2 克，胡椒粉少许。

做法

1. 大米洗净，浸泡 30 分钟；皮蛋去壳，切丁；猪瘦肉洗净，入沸水，加料酒煮熟，切成丁。
2. 锅置火上，倒水烧沸，下入大米煮沸后改小火煮成粥，加入盐、皮蛋丁、熟猪肉丁搅匀烧沸。
3. 食用时撒上胡椒粉、葱末即可。

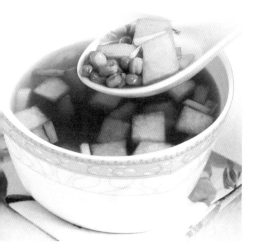

绿豆冬瓜汤

补水利尿

材料	冬瓜 250 克，绿豆 50 克。
调料	葱段 10 克，姜片 5 克，盐 2 克。

做法

1. 冬瓜去皮、去瓤，洗净切块；绿豆洗净，浸泡 4 小时。
2. 锅置火上，加入水烧沸，加入葱段、姜片、绿豆煮开，转小火煮约 30 分钟。
3. 放入冬瓜块，烧至熟而不烂时，撒入盐，起锅即可。

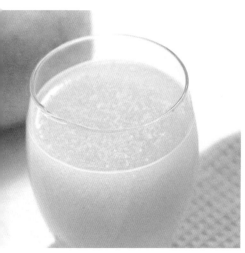

雪梨汁

润燥排毒

材料	雪梨 300 克。

做法

1. 雪梨洗净，去核，切小丁。
2. 将雪梨丁放入榨汁机，加入适量饮用水，搅打均匀即可。

对防癌抗癌的好处

雪梨汁水分充足，癌症患者放疗期间容易出现口干舌燥的情况，多喝这款果汁，可以补充水分，还能补充放疗时流失的维生素。

PART

9

放化疗副作用和
并发症的对症调理

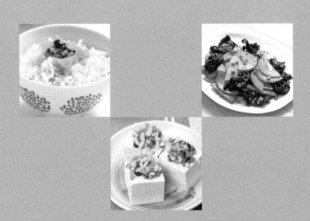

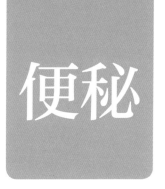

癌症患者治疗期间，由于放化疗药物的副作用、时常卧床不动、饮食过于精细且量少、饮水过少、常出现焦虑和紧张情绪、忽略排便信号等，很容易出现肠道蠕动缓慢和肠功能紊乱，就会导致食物在肠道内停留时间过久，食物残渣中的水分会被肠壁过分吸收，进而造成大便干结，很容易出现便秘的情况。

患者咀嚼或吞咽功能正常，可增加膳食纤维摄入

如果患者出现便秘，可以多摄取一些高膳食纤维的食物，如全麦面包、谷类、水果、蔬菜、干豆类。这些食物要逐渐添加到日常膳食中以免胀气，且在目前摄入水平上逐渐增加摄入量直到排便正常。也可以添加一些可溶性膳食纤维和益生菌，会改善便秘状况。

保证每天摄入 2000 ～ 2500 毫升饮用水

患者每天要保证摄入 2000 毫升饮用水，因为增加膳食纤维而不增加饮水量会让便秘更严重。饮水时间可以在一天中任何时间，饮水方式以少量多饮为好，不鼓励一次大量饮水。可以早、晚各饮 200 毫升，其他饮水量均匀分布在一天中。

通便剂要在医生建议下服用

对于患者常出现的便秘，临床上常用通便剂来治疗。但通便剂不同，治疗效果也不同。通便剂的使用，应在医生指导下进行。

通便剂类型	作用
润滑通便剂	使粪便更容易通过肠道，最常用的是矿物油和液状石蜡
粪便软化剂	使粪便中有更多的水分和脂肪，促使粪便软化易于排出，最常用的是多库酯钠
纤维补充剂	能吸收水分且保证正常的排便习惯，尤其适合平时饮食中缺乏膳食纤维的人
团块形成性通便剂	不会被肠道吸收，进而加速粪便膨胀，促进粪便排出，最常用的是欧车前制剂
刺激性泻药	能刺激肠道平滑肌收缩以促进肠道蠕动，从而促进排便，最常用的有番泻叶等
渗透性泻药	升高肠腔内渗透压，增加肠腔中的水量，促进粪便排出，常用的渗透通便剂有聚乙二醇、山梨醇、乳果糖和盐类通便剂（包括磷酸钠和镁制剂）
灌肠剂	能刺激肠道蠕动加快，但其可能导致更严重的便秘，所以是一种保守疗法

糙米南瓜饭

促进肠胃蠕动

材料　大米 100 克，糙米 40 克，南瓜 150 克。

做法

1. 糙米洗净，用水浸泡 2 小时；大米洗净，用水浸泡 30 分钟；南瓜去皮去子，洗净，切成小碎块。
2. 将糙米和大米放入电饭锅，加适量水，按下蒸饭键，待电饭锅内的水煮开，打开盖，倒入南瓜碎块，搅拌一下，继续煮至跳键，再闷 10 分钟即可。

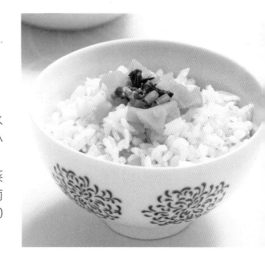

红薯小米粥

增加粪便体积

材料　红薯、小米各 50 克。

做法

1. 将红薯去皮，洗净，切成小丁备用。
2. 小米洗净，入锅，加清水，放入红薯丁，大火烧开后转小火煮。
3. 小火煮沸 20 ~ 30 分钟至粥黏稠即可。

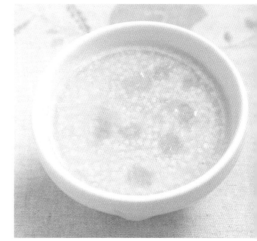

芹菜百叶

促进排便

材料　芹菜 150 克，百叶 100 克。

调料　盐 2 克，蒜末 5 克，植物油适量。

做法

1. 芹菜洗净，去叶，放入沸水中焯烫一下，然后切段；百叶洗净，切菱形片。
2. 锅内倒油烧热，爆香蒜末，放入芹菜段炒至段生，放入百叶片翻炒片刻，放盐调味即可。

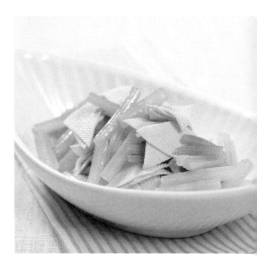

腹泻

癌症治疗过程中化疗副作用，尤其是药物和放射治疗会使增殖比较旺盛的肠黏膜细胞受到损伤导致消化吸收不良等，尤其以腹泻最为突出。

腹泻期间宜采用循序渐进的进食方式

腹泻水泻期
排便频繁、呕吐严重者应暂禁食，使肠道完全休息，可给予静脉输液来补充水和电解质

▼

腹泻停止
应吃些清淡流质食物，如米汤、面汤等。排便次数减少后，应坚持低脂少渣、细软易消化的流食或半流食，如大米粥、烂面条、藕粉等

▼

腹泻基本停止后
坚持低脂少渣半流质饮食或软饭，如面条、粥、烂米饭、瘦肉泥等

正常情况下，消化道里的大部分水分会被肠道黏膜吸收，但腹泻时，肠道黏膜被破坏，降低对水分的吸收能力，导致水分被大量排出，从而患者易出现脱水的情况。所以需要及时补充水分，但补水也是有讲究的。

癌症患者腹泻期间，单纯的白开水或纯净水可能导致水中毒，引起水肿。这时，患者可以自制补液水，方法如下：

1. 米汤 500 毫升，细盐 1.75 克（约半啤酒盖）搅拌均匀。
2. 白开水 500 毫升，细盐 1.75 克，白糖 10 克搅拌均匀。

补液宜及早进行，不要等到脱水了再补充，应该按照"丢多少补多少"的原则，且注意补液的速度和补液量。

忌吃富含不可溶性膳食纤维和滑肠的食物

膳食纤维有通便的作用，首先避免进食油腻食物，腹泻期间不宜食用含高膳食纤维食物，如糙米、燕麦、高粱米等以及梨、香蕉等易导致腹泻的瓜果，以免加重症状。芝麻、核桃、松子等富含不饱和脂肪酸，有润滑肠道的作用，腹泻期间本来排便的次数就频繁，不宜再食用此类食物。

藕粉粥

补充营养

材料　藕粉、大米各 25 克。

调料　白糖 2 克。

做法

1. 大米洗净，用清水浸泡 30 分钟，放入锅中煮粥。
2. 大米熟时加入藕粉和白糖调匀即可。

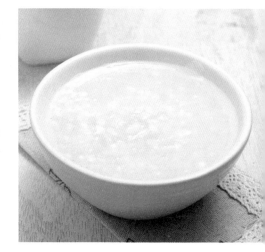

胡萝卜山药粥

促使大便成形

材料　胡萝卜、大米各 25 克，山药 40 克，排骨汤适量。

做法

1. 大米洗净，用水浸泡 30 分钟；胡萝卜去皮，洗净，切块；山药去皮，洗净，切块。
2. 胡萝卜块和山药块放入锅中蒸熟，放入搅拌机搅碎；大米放入锅中加排骨汤煮熟。
3. 将胡萝卜碎和山药碎放入大米粥中稍煮即可。

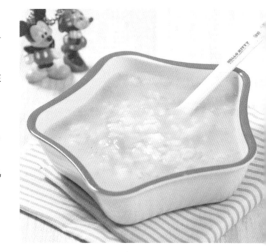

三鲜馄饨

补水、利尿

材料　馄饨皮 250 克，鸡蛋液 2 个，泡发海米 50 克，香菜末 100 克。

调料　生抽 10 克，盐 2 克，香油 2 克，榨菜、紫菜各 5 克，植物油适量。

做法

1. 鸡蛋液炒熟，剁碎，加香菜末、海米、盐、生抽拌匀，制成馅料；取馄饨皮，包入馅料。
2. 锅内加适量水烧开，倒入碗中，放入榨菜末、紫菜、香油，另起锅，加清水烧开，下入馄饨，煮熟后捞入调好的汤中即可。

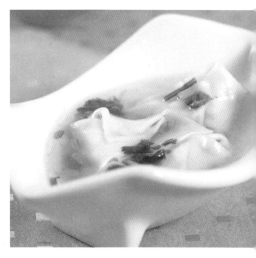

吞咽困难

癌症患者在治疗过程中可能出现吞咽困难，这主要是因为放射线损伤了唾液腺及黏膜导致的。此外，放疗还可能引起一些副作用，如口干、干呕、咽燥等也会导致进食困难，这样会让患者无法获得足够的能量。存在吞咽困难的癌症患者比例高达 11% ~ 20%。

多食清淡、细软的食物

当癌症患者出现吞咽困难时，可以吃多汁的食物和清淡、细软的清粥、软面汤、烂面条等带汤多汁的食物，以促进食物顺利通过咽喉和食管进入胃肠道，促进食物营养的摄入，有效对抗癌症。此外，无论是正餐还是点心尽量选择质软或已剁细的食物，有利于食物顺利下咽。

尽量选择勾芡方式烹调食物

勾芡能增加食物的润滑度，使食物顺利通过患者的咽喉部，顺利下咽，为身体提供足够的能量。但勾芡要掌握好时间，应在菜肴九成熟时进行。

> 1. 勾芡过早会使芡汁发焦；
> 过迟则易使菜受热时间长，失去脆嫩的口味。

> 2. 勾芡的菜肴用油不能太多，
> 否则芡汁不易裹在原料上。

> 3. 菜肴汤汁要适当，汤汁过多或过少，
> 会造成芡汁过稀或过稠，影响菜的质量。

若无法吞咽固体食物，可选高营养的流质食物

流质食物指食物呈液体状态，或是在口腔内能成为液体，具有无渣滓、无刺激性的特点。若患者无法吞咽固体食物时，可以选择流质食物或选择特医食品，如肠内营养。

补充这类食品可以满足病人的营养需要。

小贴士
保持口腔清洁

癌症患者放疗时要注意口腔卫生，餐后及时漱口，避免食物残渣遗留，保持口腔卫生，防止继发感染。

香菇脆笋粥

补充维生素、修复肠胃

材料 大米 100 克，芦笋 50 克，香菇 5 朵。
调料 葱末、蒜末各 5 克，盐 3 克，植物油适量。
做法
1. 大米洗净，浸泡 30 分钟，放入沸水中熬煮成稠粥；香菇泡发洗净，去蒂，切丝，加少许盐、植物油，蒸熟；芦笋洗净，切片。
2. 锅内倒油烧热，爆香葱末、蒜末，加入芦笋片炒至入味，将芦笋片和蒸熟的香菇丝放入稠粥中，熬煮片刻，加盐调味即可。

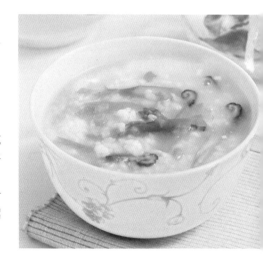

香菇豆腐汤

补充蛋白质

材料 香菇、油菜各 30 克，豆腐 400 克，鸡腿菇 50 克。
调料 盐 2 克，水淀粉 4 克，香油、植物油各适量。
做法
1. 鸡腿菇洗净，切片；豆腐洗净，切块；香菇泡发，洗净，切块；油菜洗净，切片。
2. 锅中倒油烧热，放入香菇块、鸡腿菇片略炒，加豆腐块和油菜同煮 5 分钟，加盐调味，用水淀粉勾芡起锅，淋入香油即可。

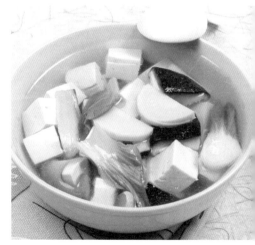

芙蓉玉米羹

补充营养

材料 鲜玉米粒 200 克，鸡蛋 1 个。
调料 盐 3 克，鸡精 1 克，水淀粉、香油各适量，胡椒粉少许。
做法
1. 鲜玉米粒冲洗一下；鸡蛋磕入碗中打散。
2. 锅置火上，放入适量清水烧沸，倒入玉米粒煮熟，加入盐调味，用水淀粉勾芡，慢慢淋入鸡蛋液，加入香油、胡椒粉、鸡精搅匀即可。

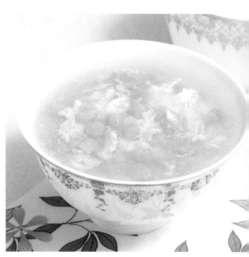

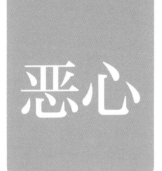

恶心是化疗副作用之一，但放疗、手术、癌症本身也会引起恶心的情况。如果患者恶心严重，进食困难，长此以往，会导致患者无法获取充足的营养，使得身体更加虚弱，降低身体免疫力，还会影响进一步的治疗。

根据患者的喜好准备食物

当患者治疗过程中出现恶心的情况时，家人应该配合患者对食物的喜好，烹调一些患者喜欢吃的食物，而且要根据患者的味觉变化进行时时调整，有利于患者获取充足的营养，有效对抗癌症。

持续补水，防止脱水

患者在治疗过程中要持续补充水分，否则会加重恶心的情况，也会导致其他问题，如便秘等。补水可以喝白开水，也可以喝些肉汤、果汁、菜汁等。此外，一旦出现脱水情况，医生很难给患者再进行静脉注射。

坚持少食多餐

胃部总是空空会让恶心更严重，所以癌症患者在治疗期间应坚持少吃多餐的原则，每天 6 ~ 8 次加餐或小份餐，而不是 3 次大餐，有利于缓解患者胃部出现空空状态，避免恶心。

小贴士
保持积极的治疗心态

患者应该对化疗后的副作用有清晰的认识，保持积极的心态是对抗副作用的最好方法。可以经常暗示自己"我的身体对治疗会有良好反应，副作用会降到最低""我的癌细胞很特别，所以副作用会很小或没有"，这些积极的暗示会增强患者对抗癌症的效果。

恶心时宜食及宜忌食物

食物种类	可以吃的食物	避免易胀气的食物
谷类、面包等	馒头、花卷、米饭、阳春面、吐司面包	玉米等
高蛋白食物	肉类、鱼类、蛋类、脱脂酸奶等	牛奶等
蔬菜和水果	土豆、山药、胡萝卜、苹果等	西蓝花、圆白菜、苹果等
其他食物	果汁、冰茶、蛋糕、盐、香料等	雪碧、可乐等

胡萝卜苹果姜汁

缓解恶心

材料 苹果 150 克，胡萝卜 50 克，生姜 25 克。

做法

1. 苹果削皮、去子，切小丁；胡萝卜削皮洗净，切小丁；生姜切成末。
2. 将苹果丁、胡萝卜丁、生姜末放入果汁机中，加入适量饮用水搅打均匀即可。

皮肤病患者不宜饮用。

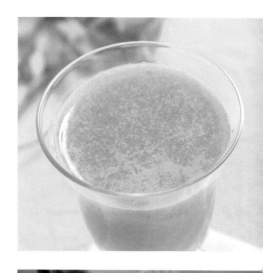

双姜粥

止呕

材料 干姜、高良姜各 30 克，大米 100 克。

做法

1. 将干姜、高良姜分别洗净，切碎；大米洗净，用水浸泡 30 分钟。
2. 锅置火上，加入适量清水，放入大米及干姜、高良姜，大火煮开，转小火，煮至粥熟即可。

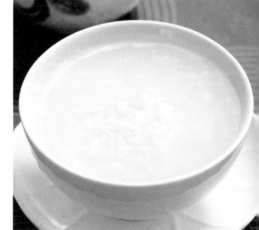

阳春面

促进消化

材料 龙须面 500 克，油菜心 30 克，鸡汤 1000 克。

调料 盐 2 克，葱花 5 克，香油、胡椒粉各少许。

做法

1. 油菜心洗净，放沸水锅中焯烫。
2. 锅内加入鸡汤大火烧开，放入龙须面煮熟，加入盐、胡椒粉调味，放油菜心，淋入香油，撒葱花即可。

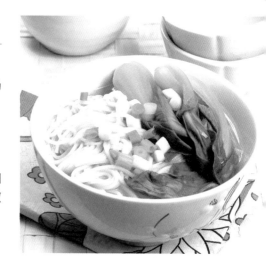

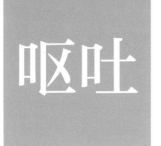

呕吐

呕吐时可能伴有恶心，也可能不伴有恶心。如果呕吐时间 > 24 小时，或呕吐物中有血或胆汁，应及时与医护人员联系。因为胆汁是帮助机体消化脂肪的，如果呕吐物中有胆汁，说明胃内大部分食物都已经吐出，很难有食物进入肠道吸收营养。如果患者出现持续呕吐，还会导致脱水和营养不足。

全天小口啜吸液体

患者应坚持一整天都小口啜吸液体。可以从每 10 分钟喝 1 勺（5 毫升）开始，逐渐增加每次的量，有利于纠正呕吐引起的脱水状况。这些液体有白开水、姜汁、果汁、电解质饮料等。

尝试食用清流食

清流食是指限制较严的流质饮食，比一般流质饮食更加清淡。此种饮食可供给机体液体及少量能量和电解质，以防身体脱水。

常用的清流食主要有米汤、去脂肉汤、鸡汤、菜水、果水、过滤菜汤等。

膳食原则

1. 清流食所提供的能量、蛋白质及其他营养素都很低，只能是特殊病人在特殊时期短期食用。

2. 忌用含糖量高的食物，如麦芽糖、甜饮料等。

3. 忌用一切易致胀气的食物，如牛奶、豆制品（如豆腐、豆浆、豆腐脑等）、含淀粉高的食物（如土豆、红薯等）、十字花科蔬菜（如西蓝花、菜花）等。

4. 要少食多餐，每餐摄入量不宜过多。

> **小贴士**
> ## 胃酸反流到牙齿怎么办
>
> 呕吐时，胃酸会顺着食管上行，在排出体外前与口腔和牙齿有接触。而牙齿暴露在胃酸中容易导致牙齿侵蚀，所以呕吐后尽管口腔有强烈不适的味道，也不要马上刷牙，避免将胃酸挤进牙齿中。正确的做法是：用温水或与苏打水混合的温水漱口。也可以立即刷舌，但等 1 小时后再刷牙最好。此外，癌症治疗后，需要立即看牙医评估牙齿情况。

肿瘤医院营养师的防癌抗癌吃法

小白菜汁

补充水分

材料　小白菜 50 克。

做法

1. 小白菜洗净，切段，放入沸水中焯烫至九成熟。
2. 将小白菜放入榨汁机中，加饮用水榨汁，榨完后过滤即可。

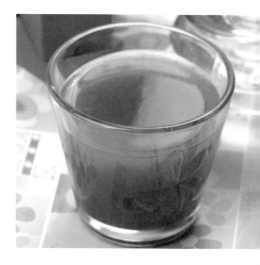

小贴士

如果感觉小白菜汁味道不太喜欢，患者可以加些白糖或蜂蜜调味。

山药乌鸡汤

补充营养

材料　乌鸡 1 只，山药 100 克，枸杞子 5 克。

调料　盐 3 克，葱段、姜片各 5 克。

做法

1. 山药去皮洗净，切片；乌鸡宰杀去内脏洗净，焯烫后捞出，冲洗干净；枸杞子泡洗干净。
2. 煲锅内加适量清水煮沸，放入乌鸡、姜片、葱段，大火煮沸后改小火煲约 1 小时，加山药煮 20 分钟，加枸杞子续煲 10 分钟，加盐调味即可。

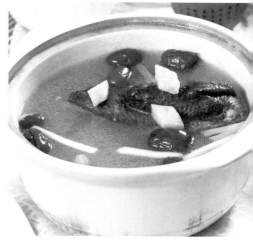

生姜陈皮水

缓解呕吐

材料　生姜、陈皮各 10 克。

做法

1. 生姜、陈皮分别洗净，切成丝。
2. 生姜和陈皮入锅内，放适量水烧开，煎 10 分钟即可。

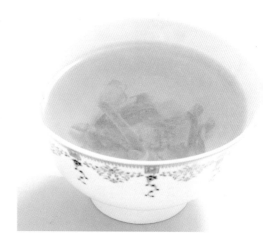

小贴士

生姜性温，味辛，归肺、脾、胃经，有温中止呕的功效；陈皮性温，味辛、苦，归脾、肺经，有开胃的功效，两者搭配食用能缓解呕吐。

掉头发

放化疗药物在杀死癌细胞的同时，也会损伤人体正常的细胞。毛囊细胞在人体中增生很活跃，所以很容易受到损伤，而毛囊细胞主导着头发的生长，所以当毛囊细胞受损后很容易出现掉头发的情况。

给头发补充些必需的营养素

营养素	主要作用和来源
铁和铜	能够补血养血，血不亏，才能滋养头发。含铁多的食物有动物肝脏、蛋类、木耳、海带、大豆、芝麻酱等，含铜多的食物有动物肝脏、虾蟹类、坚果和干豆类等
维生素A	能维持上皮组织的正常功能和结构的完善，促进头发的生长。富含维生素A的食物有胡萝卜、菠菜、核桃仁、芒果、动物肝脏、鱼、虾等
维生素 B_1 维生素 B_2 维生素 B_6	如果缺乏，会造成头发发黄、发灰易掉。富含的食物有谷类、豆类、干果、动物肝脏、奶类、蛋类和绿叶蔬菜等
酪氨酸	是头发黑色素形成的基础，如果缺乏，会造成头发黄易掉。富含酪氨酸的食物有鸡肉、瘦牛肉、瘦猪肉、兔肉、鱼及坚果等

吃些预防脱发的食物

核桃：能强健头发，促进头发的健康成长，所以常食核桃能降低脱发的风险。

黑芝麻：对放化疗后身体虚弱导致的脱发治疗效果最好，富含各种维生素、蛋白质、铁、铬等，还能促进患者头发生长。

牡蛎：富含锌和蛋白质，常食能为头发生长提供能量，预防脱发。

三文鱼：含有蛋白质和维生素D，能增强发质。此外，所含的Ω-3有益头皮细胞健康，也能预防脱发。

> **小贴士**
> **按摩头皮 促进头发生长**
>
> 每天起床后，用双手五指叩击头皮5～10分钟，以使头皮温度升高。再用双手的指头揉搓头皮，每分钟来回揉搓30～40次。每次5～10分钟，坚持按摩效果最佳。

三黑乌发粥

补血、护发

材料　糯米 80 克，黑豆 50 克，熟黑芝麻 10 克，黑枣 20 克。

调料　红糖 10 克。

做法

1. 糯米、黑豆分别洗净，浸泡 4 小时；黑枣洗净，去核。
2. 锅置火上，倒入适量清水烧开，加入糯米、黑豆，大火烧沸后转小火煮约 40 分钟，放黑枣煮约 10 分钟，加红糖调味，撒熟黑芝麻即可。

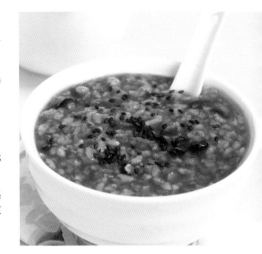

核桃紫米粥

促进头发生长

材料　紫米 80 克，核桃仁 30 克，大米 20 克，葡萄干 10 克。

调料　冰糖 15 克。

做法

1. 核桃仁剁碎；葡萄干洗净；紫米洗净，浸泡 4 小时；大米洗净，用水浸泡 30 分钟。
2. 锅内倒入清水大火烧开，加紫米煮沸，加大米改小火熬煮至黏稠，加葡萄干、冰糖继续熬煮 5 分钟，待粥凉后，撒上核桃碎，拌匀即可。

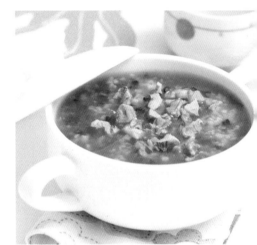

黄瓜三文鱼寿司

增强发质

材料　三文鱼丁 150 克，黄瓜 60 克，香菜 10 克，洋葱碎 50 克。

调料　芥末、蛋黄酱各 6 克，盐 2 克。

做法

1. 黄瓜洗净，切成 3 厘米长的段，去瓤，留空心备用；香菜洗净，留一部分小叶片备用，其余切碎；将蛋黄酱和芥末放入碗中拌匀。
2. 将三文鱼丁、洋葱碎和香菜碎加盐拌匀，灌进空心黄瓜段中，码入盘中，挤上拌好的蛋黄芥末酱，点缀几片香菜叶即可。

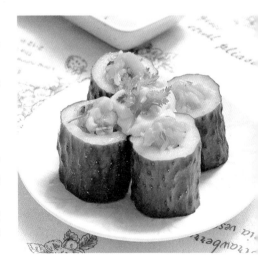

食欲减退

癌症患者在放化疗期间，容易出现食欲下降，即使是自己平时喜欢吃的食物，也提不起胃口。这样就会出现蛋白质、脂肪、碳水化合物等摄入不足，加上治疗期间身体能量消耗较多，如果补充不及时，很容易导致体重急剧下降，降低身体免疫力，甚至影响治疗效果。

适量加餐能及时补充营养

患者平时没有什么食欲，所以正餐进食量往往不多，长此以往，会因营养吸收不足而影响身体状况。所以，患者可以适当进食加餐来补充身体所需的能量。每天6 ~ 8餐，上午、下午、晚上都可加一餐，可以喝点牛奶，吃点坚果等。

需要注意，晚上加餐时间不要太接近入睡时间，最好在晚餐后2 ~ 3小时、睡前1小时进食，这样会给胃部留有足够时间消化晚餐，且在睡前将加餐也消化掉。

多吃易于消化的食物

过冷、过硬、过于粗糙的食物不利于消化，会损害肠胃功能，影响食欲，所以患者平时应多吃些易于消化的食物，如粥、烂面、汤等。

可食用一些刺激性的食物

癌症患者出现食欲缺乏时，可以吃些刺激食欲的零食，如山楂、话梅、陈皮等。也可以吃些开胃的水果，如草莓、甜橙等。

营养状况差，需使用营养补充剂

如果患者营养状况差，体重下降较快，可以使用营养补充剂。

补充剂类型	作用
肠内营养	肠内营养是增加体重、预防营养不良的一个好方法。手术放化疗期间或治疗后的恢复期都可添加，因它含有人体所需的全部营养
膳食补充剂	膳食补充剂可以让患者更便捷地增加热量、蛋白质和营养素摄入，但到底哪种膳食补充剂适合自己，最好咨询营养师

山楂麦芽粥

增强食欲

材料　大米 100 克，麦芽 30 克，山楂 15 克。

调料　陈皮 5 克。

做法

1. 麦芽、陈皮洗净；大米洗净，用水浸泡 30 分钟；山楂洗净，去子，切块。
2. 锅置火上，加适量清水烧开，放入麦芽、陈皮大火煮 30 分钟，再放入大米煮开，加入山楂块，小火熬煮成粥即可。

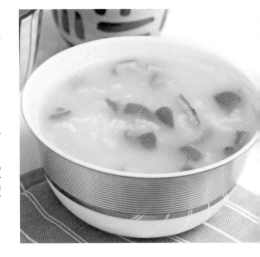

大麦米粥

健脾胃

材料　大麦、糯米各 50 克。

做法

1. 糯米、大麦分别洗净，糯米用水浸泡 4 小时，大麦用水浸泡 1 小时。
2. 锅置火上，倒入适量清水烧沸，放入糯米、大麦，大火煮沸后改用小火煮至粥成即可。

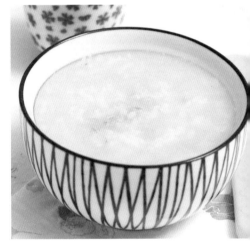

萝卜清胃汤

加速食物消化

材料　白萝卜 300 克，鲜鸭胗 2 个，芹菜 100 克。

调料　盐 2 克，鸡精 3 克，葱段、清汤各适量。

做法

1. 白萝卜洗净，去根须，切块；芹菜择洗干净，切段；鲜鸭胗洗净，用温水泡软，切小丁备用。
2. 砂锅内倒清汤，放白萝卜块、鸭胗块、葱段大火烧沸转小火煮 1 小时，放芹菜段煮 10 分钟，加盐和鸡精调味即可。

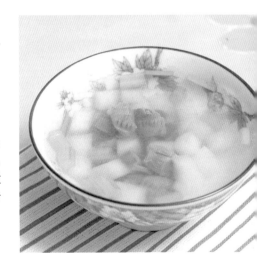

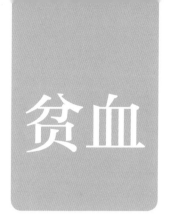

贫血

患者在放疗、化疗过程中容易出现贫血，主要有三种原因：第一，使用的药物往往会抑制骨髓造血，导致红细胞、白细胞及血小板减少；第二，因肿瘤生长的部位引起咳血、便血导致的失血性贫血；第三，患者在放化疗过程中会出现恶心、呕吐、食欲减退等情况，很容易导致营养不良，达到一定程度，会出现贫血。

多吃补血的食物

癌症患者放化疗期间，应该多吃些补血的食物，补充优质蛋白有利于缓解放化疗带来的副作用。

猪肝：含有丰富的铁质和优质蛋白质，二者都是合成血红蛋白的重要原料，适量进食，有助于治疗缺铁性贫血。

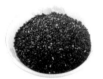

黑芝麻：铁元素的含量很高，不仅可以补充铁，有效预防和治疗缺铁性贫血，还可以改善因缺铁而导致的气喘、头晕、疲乏、脸色苍白等潜在性缺铁症状。

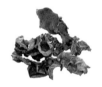

黑木耳：是各种食物中含铁量最高的，常食黑木耳可以充分补充铁质，促进血红蛋白合成，治疗缺铁性贫血。

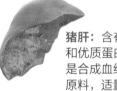

菠菜：富含维生素C和叶酸，前者可协助铁的吸收，后者是重要的造血物质。因此，常吃菠菜，对防治缺铁性贫血有一定的积极意义。

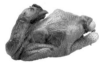

乌鸡：含丰富的黑色素、磷、铁、钾等造血物质，是营养价值极高的补血食材。

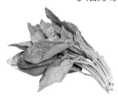

搭配维生素C，提高机体对铁的吸收

维生素C可以帮助铁质的吸收，帮助制造血色素，改善缺铁性贫血症状。富含维生素C的食物，如鲜枣、猕猴桃等，癌症患者不妨多吃，可以生吃些鲜枣，喝些猕猴桃汁等。

> **小贴士**
> ## 做菜时多使用铁器
>
> 癌症患者做菜时尽量使用铁锅、铁铲等，这些炊具在烹调时会产生一些铁屑融入食物中，形成可溶性铁盐，被肠道吸收后也能补充铁。

猪肝菠菜粥

补铁、补血

材料　新鲜猪肝 50 克，大米 100 克，菠菜 30 克。

调料　盐 3 克，鸡精少许。

做法

1. 猪肝冲洗干净，切片，入锅焯水，捞出沥水；菠菜洗净，焯水，切段；大米淘洗干净，用水浸泡 30 分钟。
2. 锅置火上，倒入适量清水烧开，放入大米大火煮沸后改用小火慢熬。
3. 煮至粥将成时，将猪肝放入锅中煮熟，再加菠菜稍煮，然后加盐、鸡精调味即可。

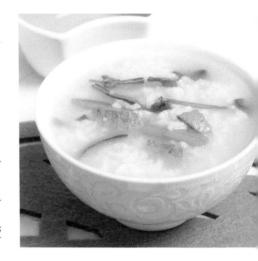

黑芝麻糊

缓解缺铁引起的头晕

材料　生黑芝麻 80 克，糯米粉 100 克。

调料　白糖 5 克。

做法

1. 黑芝麻挑去杂质，炒熟，碾碎；糯米粉加适量清水调匀。
2. 碾碎的黑芝麻倒入锅内，加适量水烧开，改为小火，加白糖调味。
3. 把糯米粉慢慢淋入锅内，勾芡成浓稠状即可。

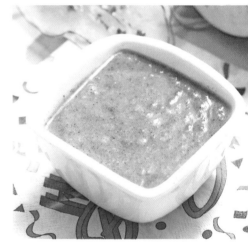

小炒木耳

促进血红蛋白合成

材料　水发木耳 200 克，五花肉片 100 克。

调料　葱末、姜片、蒜片、辣酱各 10 克，盐、白糖、酱油、醋、淀粉各 5 克，鸡精 3 克，植物油适量。

做法

1. 水发木耳洗净，撕小朵；盐、鸡精、白糖、酱油、醋、清水、淀粉调匀制成味汁。
2. 油锅烧热，小火煸香五花肉片，煸出猪油后，倒葱末、姜片、蒜片煸香，放辣酱，炒出酱香味，倒入木耳炒匀，倒入味汁，待汁裹匀木耳即可。

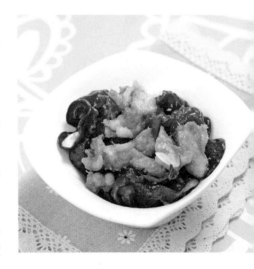

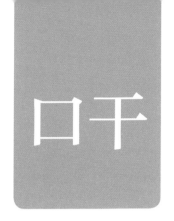

口干

癌症患者进行放疗、化疗很容易导致口干。口干主要是因为唾液腺体受损导致的。口腔中有 3 个主要腺体和数百个小腺体能产生唾液，放疗会导致大部分腺体受损，且唾液量会降低 95%，甚至可能在 5 周内完全停止。因为口腔缺乏唾液会让患者感觉食物太干而无法下咽，且牙齿会更容易有虫牙和去矿物质化，甚至影响说话。

细嚼慢咽湿润食物

患者进食应细嚼慢咽，且尽量进食冷藏或室温下柔软的湿润食物，有利于顺利通过咽喉部。可以尝试吃些新鲜的蔬果、煮得嫩嫩的鸡肉和鱼肉、细加工的谷类等。食物中可以加入黄油、肉汤、酸奶、牛奶、水等使食物湿润。避免吃能黏在口腔中的食物，如软面包、花生酱等。

小贴士

保持口腔清洁

患者在餐前餐后要用淡盐水或温和的漱口水漱口，最好使用软毛牙刷轻刷舌，有利于保持口腔清洁，缓解口干情况。

随时啜饮水

癌症患者要养成随时啜饮水的习惯，且保证每天饮 8 ~ 10 杯水，因为大量饮水有助于唾液变稀，缓解口干的情况。外出时记得随身携带水。

多吃些生津的食物

癌症患者在放化疗期间，应该多吃些生津的食物，可以缓解口干的情况。生津的食物有西瓜、梨、山楂、莲藕、山药、苦瓜、银耳等。

口干时可以吃和不可以吃的食物

食物种类	可以吃的食物	不可以吃的食物
谷类、面包等	软馒头、花卷、面条、烂粥、肉汤等	面包干、炸酱面、炸薯条等
高蛋白食物	肉类、鱼类、炖汤等	肉干等
蔬菜和水果	罐装水果、拌有调味酱的蔬菜	果脯等
其他食物	苏打水、热茶、水果汁等	饼干、蛋糕等

肿瘤医院营养师的防癌抗癌吃法

白萝卜银耳汤

润肺生津

材料 白萝卜 100 克，银耳 10 克，鸭汤适量。

调料 盐、香油各少许。

做法

1. 白萝卜洗净，切成丝，放入淡盐水中稍泡一会儿；银耳泡发，去除杂质，撕成块。

2. 将白萝卜和银耳放入清淡的鸭汤中，用小火炖熟，加盐、香油调味即可。

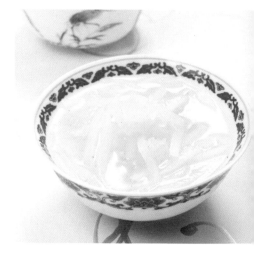

雪梨大米粥

生津润燥

材料 雪梨 200 克，大米 100 克。

调料 冰糖 10 克。

做法

1. 大米洗净，用水浸泡 30 分钟；雪梨洗净，去皮和核，切成薄片。

2. 锅置火上，放入雪梨片及适量清水，小火煮沸后滤除杂质，取雪梨汁。

3. 锅置火上，加入雪梨汁和适量清水大火烧开，再加大米熬煮，撇去浮沫，转小火煮至米粥将成，加入冰糖略煮片刻即可。

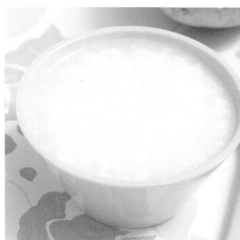

木瓜鲫鱼汤

补充蛋白质

材料 木瓜 250 克，鲫鱼 300 克。

调料 盐 2 克，料酒 10 克，葱段、姜片各 5 克，香菜段 3 克，植物油适量。

做法

1. 木瓜去皮除子，洗净，切片；鲫鱼除去鳃、鳞、内脏，洗净，放油锅煎至两面金黄色铲出。

2. 将煎好的鲫鱼、木瓜放入汤煲内，加入葱段、料酒、姜片，倒入适量水，大火烧开，转小火煲 40 分钟，加入盐调味，撒香菜段即可。

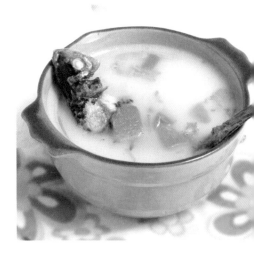

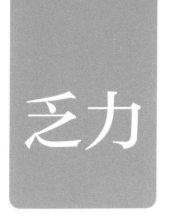

乏力

癌症本身会导致患者身体乏力，而手术、放化疗过程中尤其容易出现乏力的情况。当患者出现这种情况时，应及时告诉医生或护士，如果是医学原因导致的乏力，医生会采取对应措施，改善乏力感。如果是身体原因导致的乏力，就需要通过改善饮食和生活习惯来缓解。

规律用餐

保证规律用餐对维持身体能量平衡很重要。放疗、化疗每次持续时间不同，有长有短，对身体伤害也比较大，往往会导致身体乏力、虚弱。所以，患者要保证每天规律用餐，为身体提供充足的能量，才能更好地对抗癌症治疗的副作用。

随时准备点健康小零食

放化疗治疗期间，尽管不推荐在外就餐，但等到回家吃饭可能就会打破患者的吃饭规律，不妨带些小零食，如苏打饼干、坚果等来补充能量。

平衡三餐，注意加餐中碳水化合物和蛋白质的摄入

平衡三餐，注意加餐中碳水化合和蛋白质的摄入量，有助于稳定血糖水平，进而维持身体能量充足。富含碳水化合物的食物有谷类、豆类等。富含蛋白质的食物有肉类、奶类、豆类等。如果你在加餐中吃了花生、核桃等坚果，可以在三餐烹调中采用蒸、炖、煮等方法减少油脂的摄入量。

保证充足饮水，预防脱水

脱水会让身体乏力更严重，所以，患者要保证每天饮用至少8杯水。如果不喜欢喝白开水，可以喝些苹果汁、猕猴桃汁、樱桃汁、绿茶等饮料。

> **小贴士**
> **放松心情**
>
> 每天确保有3～4次小憩或放松时间，可以坐在椅子上闭目养神，也可以坐在舒服的椅子上读一本自己喜欢的书，也可以和朋友一起听喜欢的音乐，这些都有利于缓解患者乏力的情况。

八宝粥

增强体质

材料 泡好的糯米 30 克，泡好的薏米、大麦仁、花生仁、莲子、绿豆、红豆各 10 克，桂圆肉、芸豆、红枣、水发银耳各 15 克。

调料 白糖 20 克。

做法

1. 所有食材洗净。
2. 锅中加适量水煮开，放大麦仁、薏米、红豆、绿豆、芸豆、莲子煮开，小火煮 30 分钟，放入糯米、花生仁、红枣、桂圆肉、水发银耳、白糖，小火煮 20 分钟，再闷 10 分钟即可。

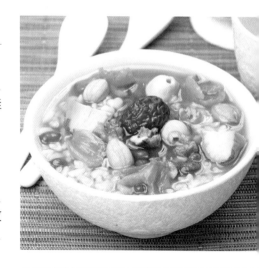

干贝香菇蒸豆腐

强身健体

材料 豆腐 500 克，香菇粒 100 克，胡萝卜粒 50 克，干贝丝 30 克。

调料 生抽、白糖各 5 克，盐 2 克，植物油适量。

做法

1. 锅里倒油烧热，将干贝丝爆炒一下，倒入香菇粒和胡萝卜粒翻炒，加少许盐、白糖、生抽，最后倒入泡干贝的水煮开盛起备用。
2. 豆腐用水洗一下，切块摆盘，蒸 5 分钟左右倒出多余的水分，最后将炒好的干贝香菇胡萝卜倒在豆腐面上再蒸 8 分钟即可。

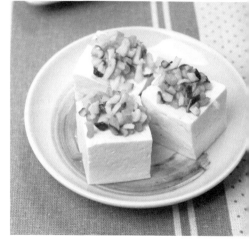

豆浆鲫鱼汤

增强抗病能力

材料 豆浆 500 毫升，鲫鱼 1 条（约 400 克）。

调料 葱段、姜片各 15 克，盐 3 克，料酒、植物油各适量。

做法

1. 鲫鱼去鳞，除鳃和内脏，清洗干净。
2. 锅置火上，倒油烧至六成热，放入鲫鱼两面煎至微黄，下葱段和姜片，淋入料酒，加盖焖一会儿，倒入豆浆，加盖烧沸后转小火煮 30 分钟，放盐调味即可。

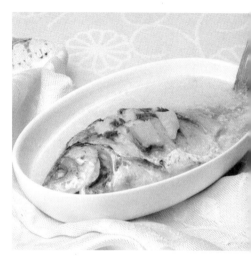

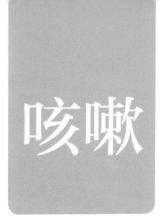

咳嗽

癌症患者尤其是肺癌患者在放化疗后，经常会出现咳嗽、胸闷的情况，主要是因为肺癌患者放化疗期间会经受射线的照射，极易导致肺纤维化。此外，随着治疗的进行，患者身体的抵抗力下降，导致抗病毒的能力也下降，很容易受到外界呼吸道疾病的感染，出现咳嗽的情况。

吃些止咳润肺的食物

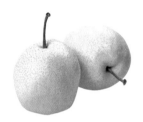

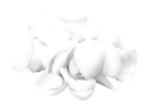

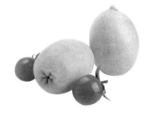

梨：所含的苷及鞣酸等成分，能祛痰止咳，对咽喉有良好的养护作用。尤其是梨皮，止咳的作用更好，而且还含有机酸、B族维生素、维生素 C 及丰富的水分，有清心润肺、缓解咳嗽的功效。

百合：具有清肺止咳的功效，因为其鲜品中含黏液质，有镇静止咳作用，可增强上呼吸道免疫力，预防咳嗽。

枇杷：作为药用水果，备受历代医家重视。枇杷中含有苦杏仁苷，有清肺、润燥、止咳的功效。枇杷能够止咳主要是因为苦杏仁苷，它能够提高肺功能，增强抗病能力。

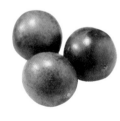

罗汉果：中医学认为，罗汉果甘、酸，性凉，有生津止咳、润肺化痰等功效。含有的 D- 甘露醇起止咳作用，经常用于治疗痰热咳嗽、咽喉肿痛、消渴烦躁等。

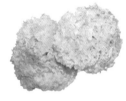

银耳：性平，味甘，具有润肺化痰的功效，对肺癌放化疗引起的咳嗽有一定的辅助治疗效果。

多喝水促进痰液咳出

多喝水对于患者黏稠的痰有很好的稀释作用，有助于患者将痰液咳出。另外，多喝水还有助于患者体内毒素的排出，同时增强患者的抗病能力，促进患者早日恢复健康。一些流质饮食含水量丰富，也是缓解患者咳嗽不错的选择，如蔬菜汤、米汤、果汁等。

> **小贴士**
> ### 室内温度和湿度要适宜
>
> 一般来说，室内温度在 26℃ 左右，室内相对湿度保持在 65% 左右较适宜。还要注意保持室内通风，保持空气清新。

百合粥

润肺止咳

材料 糯米 80 克，去心莲子 50 克，干百合 10 克，大米 20 克。

调料 白糖 10 克。

做法

1. 糯米洗净，用水浸泡 4 小时；大米洗净，用水浸泡 30 分钟；百合洗净，泡软；莲子洗净。
2. 锅置火上，倒入适量清水烧开，放入糯米、大米大火煮软，加入莲子后转小火继续熬煮 20 分钟，放入百合再煮约 10 分钟，加入白糖调味即可。

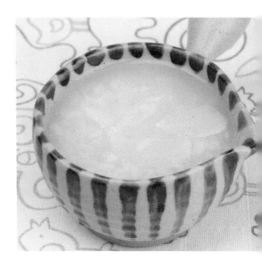

冰糖银耳红枣雪梨粥

润肺止咳

材料 雪梨 200 克（约 1 个），大米 50 克，去核红枣 20 克，干银耳 10 克。

调料 冰糖 20 克。

做法

1. 干银耳泡发，洗净去蒂后，入沸水中汆烫一下，撕成小块；雪梨洗净，切块；大米洗净，用水浸泡 30 分钟；红枣洗净。
2. 锅中倒入适量清水烧开，加大米、银耳、红枣煮沸，转小火煮 25 分钟，再加入梨块煮 5 分钟，加冰糖煮至化开即可。

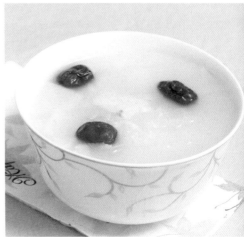

莲藕排骨汤

增强体力

材料 猪排骨 300 克，莲藕 200 克。

调料 盐 3 克，葱段、姜片、料酒、胡椒粉各适量。

做法

1. 猪排骨洗净，剁块；莲藕去皮，洗净切块。
2. 锅内加水煮沸，放葱段、料酒、猪排骨块及部分姜片，汆去血水，捞出。
3. 煲锅置火上，倒入适量清水，放入猪排骨块、藕块及剩余姜片煮沸，转小火煲约 1.5 小时，加盐、胡椒粉调味即可。

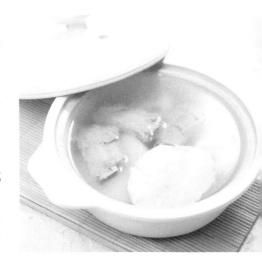

味觉和嗅觉改变

患者化疗或行口腔放疗，以及一些药物作用会导致味觉和嗅觉改变，有些人味觉会有一定的改变，对甜的、咸的感觉放大，有些人会完全丧失味觉。这样的患者饮食就要进行相应的调整。

用调料改良食物口味

做菜时可以用一种或两种调味品让食物尝起来正常或至少对患者来说是美味的。

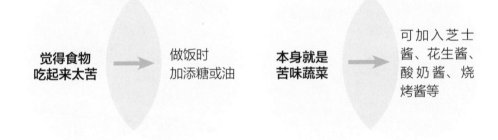

觉得食物吃起来太苦 → 做饭时加添糖或油

本身就是苦味蔬菜 → 可加入芝士酱、花生酱、酸奶酱、烧烤酱等

尝试用新的味道或调味料给食物调味

做饭时，可以打破常规，在烹调时加一些重味的食材如烧烤酱、芥末、番茄酱等来改变清淡食物的味道，有利于改善患者味觉和嗅觉的改变。

遵医嘱补充谷氨酰胺、锌、维生素 D

这些补充剂经过长期临床验证，表明对癌症患者治疗期间味觉改变有好处，但具体服用方法和剂量要咨询医生，这样对减轻味觉改变和促进味觉更快恢复有益。

小贴士
保持口腔清洁

餐前可用小苏打水和盐制成漱口水清洁口腔来使食物味道变得更好。餐后及时刷牙能减轻异味。但如果有口腔溃疡，需要咨询口腔医生清洁牙齿的方法。

家人的关爱能让抗癌药效增强 10 倍

癌症患者要经常服用一些抗癌药物，来保证生命的延续。殊不知，家人的关爱会让抗癌药效倍增。所以癌症患者的家属应该调整自己的心态，及时了解癌症患者的心理变化，这样可以更有针对性地关爱患者，增加患者康复的概率。

关心癌症患者心理变化

癌症患者得知病情后，心理上会出现一些变化。女性癌症患者除了丈夫外，可以找知心朋友倾诉，缓解心中的苦闷。而男性患者往往除了妻子外，就不会找知心朋友倾诉，也就是说妻子是他们唯一的情感来源。所以作为家人，不仅要关心患者的疾病，还要从感情上关怀家中的癌症患者，给患者一个心理的寄托，使其获得感情支持，这对抗癌很有帮助。

帮助患者树立战胜疾病的信心

家人应经常与患者沟通，摸索患者的心理规律，满足患者各种层次的需要，让其从疾病的压抑情绪中解脱出来，树立战胜疾病的信心，认识自己的价值，获得求生的欲望，从而有利于疾病的治疗。

鼓励患者参加癌症康复俱乐部

如果患者身体条件允许，家人可以鼓励患者参加癌症康复俱乐部。患者间的交流，可以相互鼓励、相互帮助，从而增强抗癌的信心，还可以转移患者对疾病的注意力，以更加积极的心态迎接新生活。

鼓励患者接受治疗

人得病后，可能会出现恐惧、不安、焦虑等情绪，家人应该尽量减轻其心理压力，让他以积极的心态正确认识疾病，配合医生的治疗，树立对生活的希望。

患者是否知道病情，家人应对方法有不同

如果患者知道自己的病情，家人可以通过与其聊天，多给予患者精神安慰，这

197

样可以增强患者战胜疾病的信心。

如果患者不知道自己的病情，家人应该了解患者在日常生活中可能出现的特殊情况，并做好应对准备，为其提供救援型的家庭环境。

家庭治疗的作用也不能忽视

家庭治疗就是以家庭作为一个整体进行心理治疗的方法，通过家庭成员对患者定期的接触和交流，促使家庭做出相应的变化，从而减少病症的方法。由于家庭成员关系不同，所以家庭治疗时需要注意一些原则：

1. 考虑"情"的关系。家庭治疗因为家庭成员关系特殊，如果遇到什么问题，既不能靠说理推卸责任，也不能靠处罚解决问题，最有效的方法是靠"情"来解决问题。因为家人关系紧密，只要态度诚恳，家人是可以相互理解的，随之问题就可迎刃而解了。

2. 及时关注患者遇到的问题，学会帮助患者面对困难，解决问题。这样才能及时了解患者的心理变化，捕捉治疗的最佳时机。

3. 不替患者做重大决定。家庭的事情应该由家庭成员协商决定，任何人都不能代替，否则会影响治疗效果。

老年人得了癌症，不仅要承受身体的折磨，还要承受心灵的煎熬，这时如果得到家人的关怀，不仅让患者感受到家人的温暖，得到心灵的慰藉，还能增强治疗的效果。

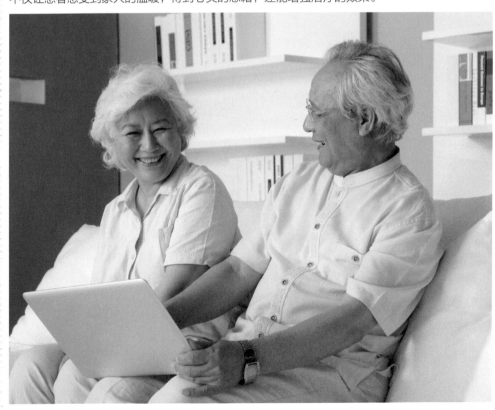

肿瘤医院营养师的防癌抗癌吃法

10

癌症患者
最关心的营养问题

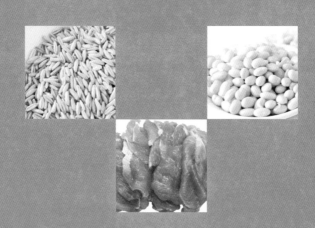

Q1　饥饿疗法能饿死癌细胞吗？

答：不能。因为维持身体正常运转需要吸收营养，若营养摄入不足，会导致患者身体免疫力下降，而癌细胞仍然在发展，就会从机体摄取营养，容易引起机体营养不良，甚至导致消瘦、虚弱等，不利于对抗癌症。

Q2　民间抗癌偏方，真的能对抗癌症吗？

答：不能全信。民间流传的抗癌偏方大多有临床实践基础，但缺乏系统整理研究和临床观察验证，有些有治疗效果，有些是没有治疗效果的。生活中，往往有些患者过分相信偏方，拒绝其他治疗，延误治疗最佳时机。所以，癌症患者还是以正规治疗为主，结合自身情况选择合适的治疗方案。如有朋友介绍偏方等，可请肿瘤专科的医生确认后再决定是否服用。

Q3　有没有最佳抗癌食物？

答：没有。虽然有些食物如红薯、玉米、芹菜等含有天然的抗癌成分，但对于癌症只能起辅助治疗的效果，不能根治。不过，平时多吃些能提高免疫力的食物，如香菇、蘑菇、芦笋等也能起到防癌抗癌的作用。此外，也可以吃些软坚散结的食物，如海带、海藻等，也能缓解肿块，对抗癌症。

Q4　经常在外吃饭，真的会增加罹患癌症的风险吗？

答：不一定。外面的饭菜多高盐、高脂、高热量，常吃很容易导致肥胖，进而引发癌症。如果学会了减少高盐、高脂、高热量的点菜方式，也能远离癌症。应注意去掉食物中高脂肪含量的部分，比如在吃油炸食品时，要将吸收了大量油脂的面衣去除；点菜时要注意菜品的多样化，这样才能保证营养均衡。鱼类、肉类、豆腐、蔬菜类等应该均衡，这样可以增强身体免疫力，有效对抗癌症。

Q5 保健品能降低患癌的概率吗？

答：不能。随着癌症患者的增多，与癌症有关的保健品也层出不穷，虽然保健品对患者有一定的好处，但也不能把全部希望寄托在保健品上。患者应进行正规系统的治疗如手术、放化疗、中药等，这些正规治疗手段是保健品所不能替代的。

患者在选购保健品时，要明确保健品不是治疗药物，且仔细阅读说明，了解功效对症选购。此外，还要注意是否有保健品标志、批号、厂家等信息。

Q6 因为吞咽困难，只咀嚼食物而不下咽，能吸收营养吗？

答：不能。如果只是咀嚼蔬菜而不吞咽蔬菜、喝果汁后扔掉果肉、喝鱼汤不吃鱼肉等，这样的进食方法是不能吸收营养的。因为蔬菜纤维、果肉、鱼肉中也含有大量的营养素。如果不吞咽下去进入肠胃是不能吸收营养的。如果患者吞咽困难，可以将食物切得小一些或煮软烂一点，或打成匀浆，这样有利于食物顺利进入肠胃，促进食物的消化吸收。

Q7 康复期能喝酒吗？

答：不提倡饮酒，如果饮酒，请征得医生或营养师的同意。

Q8 乳腺癌患者能使用亚麻籽油吗？

答：亚麻籽油含有丰富的 w- 亚麻酸和木酚素，这两种物质是全球公认的抗癌物质，能够阻碍激素依赖型癌细胞的形成和生长，尤其对乳腺癌、宫颈癌、前列腺癌、胃癌、结肠癌等效果显著。所以，乳腺癌患者可以放心使用亚麻籽油。

亚麻籽和黄豆搭配在降低乳腺癌发病风险上比单独使用黄豆更有效。

Q9 癌症患者饮食尽量清淡，最好少吃油吗？

答：营养均衡才是身体健康的根本，即使清淡饮食，也需要补充其他身体必需的营养素。而油脂含有人体必需的脂肪酸，能提高机体免疫力，所以癌症患者宜多吃些。但应选择不饱和脂肪酸含量高的油脂，如橄榄油、亚麻籽油、苦茶油等。此外，也可以吃些鱼类、坚果等。

Q10 癌症患者吃不下也没有关系，可以静脉补充营养？

答：这是不对的。因为人体的营养来源主要靠食物进入肠道吸收的，如果长时间不能进食，会导致肠黏膜萎缩，引起肠道菌群失衡，从而引起感染。因此，只要能吃，就要尽量通过正常方式摄入营养成分，有利于保护肠道健康。而静脉输注营养是肠道没有功能了或由于疾病限制不得不采取静脉营养，但也不宜长期使用，所以肠道有功能尽量用肠道。

Q11 癌症患者能不能吃海鲜、羊肉等"发物"？

答：可以的，但对海鲜、羊肉等过敏的患者除外。民间所谓发物的说法，其实并无确切的科学依据，动物性食物因是优质蛋白重要的来源，应注意适量食用。患者治疗期间，体能会急剧下降，而补充充足的优质蛋白质能迅速恢复体能，增强免疫力。所以，患者治疗期间是可以选择吃羊肉、海鲜等，来增加优质蛋白质的摄入。

Q12 肉类会增加癌症发生风险吗？

答：需要区分肉类种类而定。大量吃红肉和加工肉类会增加罹患大肠癌、胃癌、前列腺癌等风险。此外，油炸、烧烤、肉类加工食品等食物也会增加患癌的风险。所以对于爱吃肉的人，每天红肉的摄入量应控制在 75 克以内，且尽量少吃加工肉制品。

Q13　患者治疗期间是否可以吃烧烤或油炸食物？

答：尽量少摄入，包括康复期的患者。因为烧烤、油炸等烹调方法的油温多超过 200℃ 以上，而高温会导致脂肪产生自由基，且形成苯并芘、多环芳烃等致癌物。此外，蛋白质可形成杂环胺类致癌物，淀粉类食物会形成丙烯酰胺等致癌物，所以患者治疗期间尽量少吃烧烤、油炸食物。如果由于口味的改变，喜欢吃这类食物，可以少量的吃，因治疗期间需以要保持体力，注意烧烤方法，尽量用电烤，可以减少杂环类物质。

Q14　少吃脂肪能降低癌症复发的风险吗？

答：可以的。因为脂肪往往以高热量为主，很可能导致肥胖，进而增加罹患癌症及复发的风险，适量脂肪的摄入，尤其是不饱和脂肪的摄入，来补充必需脂肪酸也是必要的。

Q15　大量摄入膳食纤维，能降低肠癌发病率吗？

答：可以的。膳食纤维能够增加排便量、稀释致癌物质、黏附二级胆酸、吸附肠腔内致癌物且促使其排出肠道，改善结肠内的菌群结构，有助于降低肠癌发病率。

Q16　植物化合物能减少罹患癌症的风险吗？

答：可以。因为天然的植物化合物是抗氧化物质，能提升身体的免疫力，起到防癌抗癌的作用。植物化合物存在于五谷、蔬果、坚果中，尤其是种子和皮中居多。许多研究证实，植物化合物具有多重防癌抗癌作用。

Q17 营养支持（加强营养）会促进肿瘤生长吗？

答：营养支持不是治疗肿瘤本身，主要是改善患者的营养状况，提高患者免疫功能。给予患者营养支持，营养状况改善后便于我们采取许多抗肿瘤治疗的手段，使患者生存期延长。

因此出于对营养支持会促进肿瘤生长的担心而放弃营养治疗，对患者是不利，也是没有依据的。如果患者存在需要营养治疗的临床指征，就应采取营养支持治疗。

Q18 水果和蔬菜能否互相替代？

答：不能，蔬菜特别是深色蔬菜的维生素、矿物质、膳食纤维等含量高于水果，水果的碳水化合物、有机酸和芳香物质比蔬菜多。古代养生理论提出"五菜为充，五果为助"，可见祖辈们早就知道蔬菜和水果的营养价值，它们是不能互相替代的。

Q19 对正在治疗癌症的患者是否有特别的食品安全建议？

答：患者治疗期间应特别注意感染，尤其是放化疗后身体免疫系统变弱时，一旦感染很可能加重病情。所以在治疗期间，患者应避免吃含有较多细菌的食物。进食的正确做法：进食前应先洗手；彻底清洗蔬菜和水果；保证食物在适当的温度食用等。

哪些营养素对防癌抗癌有益

我们都知道人体需要水、蛋白质、脂类、碳水化合物、维生素和矿物质6大营养素来维持生命活动。虽然，一些维生素、矿物质需要量较少，但研究发现：缺乏这些营养素会导致癌症的发生。

维生素 A

维生素A可以改变致癌物的代谢，促进癌细胞的老化，加速正常细胞组织的恢复。有研究发现，缺乏维生素A可能诱发上皮细胞癌变，增加胃肠癌、前列腺癌等的发生概率。

富含维生素A的食物：动物内脏、鸡肉、羊肉、牛肉、蛋黄等。

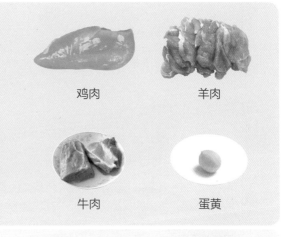

鸡肉　　　　　　羊肉

牛肉　　　　　　蛋黄

维生素 D

有研究发现，维生素D缺乏能提高乳腺癌的患病率和死亡率。

富含维生素D的食物：鱼肉、牛肉、猪肝、蛋黄等。此外，经常晒太阳也能促进维生素D的合成。

鱼　　　　　　牛肉

猪肝　　　　　　蛋黄

维生素 B$_2$

缺乏维生素B$_2$会引起代谢异常，导致食管上皮增生，增加食管癌发生的概率。

富含维生素B$_2$的食物：动物肝脏、鸡肉、大豆、木耳等。

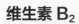
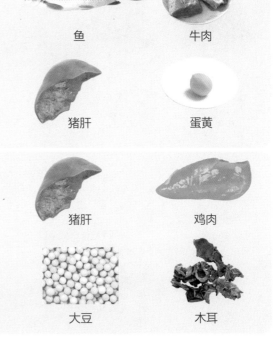

猪肝　　　　　　鸡肉

大豆　　　　　　木耳

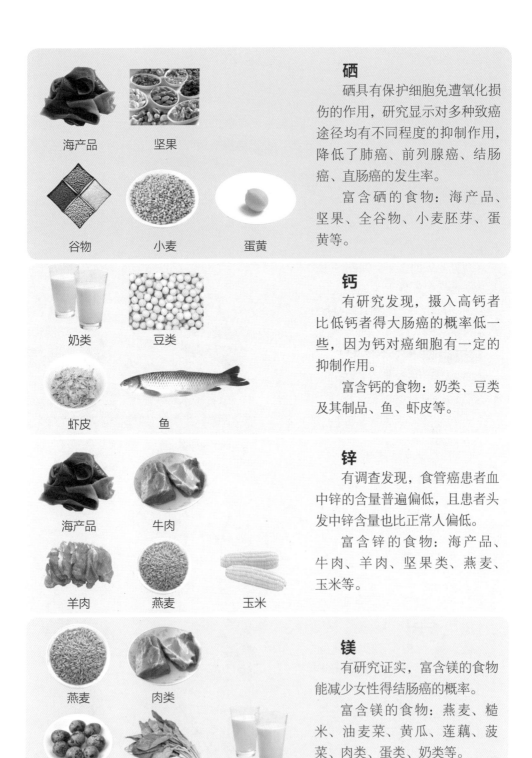

硒

硒具有保护细胞免遭氧化损伤的作用，研究显示对多种致癌途径均有不同程度的抑制作用，降低了肺癌、前列腺癌、结肠癌、直肠癌的发生率。

富含硒的食物：海产品、坚果、全谷物、小麦胚芽、蛋黄等。

海产品　　坚果

谷物　　小麦　　蛋黄

钙

有研究发现，摄入高钙者比低钙者得大肠癌的概率低一些，因为钙对癌细胞有一定的抑制作用。

富含钙的食物：奶类、豆类及其制品、鱼、虾皮等。

奶类　　豆类

虾皮　　鱼

锌

有调查发现，食管癌患者血中锌的含量普遍偏低，且患者头发中锌含量也比正常人偏低。

富含锌的食物：海产品、牛肉、羊肉、坚果类、燕麦、玉米等。

海产品　　牛肉

羊肉　　燕麦　　玉米

镁

有研究证实，富含镁的食物能减少女性得结肠癌的概率。

富含镁的食物：燕麦、糙米、油麦菜、黄瓜、莲藕、菠菜、肉类、蛋类、奶类等。

燕麦　　肉类

蛋类　　油麦菜　　奶类

肿瘤医院营养师的防癌抗癌吃法

10 种健康生活方式，抗癌不用愁

健康的生活方式，可以预防 1/3 的癌症；如果能及时发现，1/3 的癌症可以治愈；如果治疗及时，1/3 的癌症患者经过积极治疗，可以延长生命。

癌症患者承受着身体、心理的双重折磨，但是如果建立健康的生活方式、良好的饮食习惯，有利于帮助患者战胜癌症。为此应当充分重视以下 10 种生活方式：

有规律地生活

患者应该根据自身的条件，制定科学的生活时间表，养成规律的生活习惯。

每天做到"5 个按时"

按时起床，按时睡觉，按时进餐，按时活动，遵医嘱按时吃药。这样可以更好地调节身体机能，有利于抗癌。

坚持适度的体育锻炼

患者可以根据自己的身体情况，选择一两种自己喜欢的运动，可以增强体质，但运动强度要适度，避免过度劳累。

远离人群密集的地方

患者身体抵抗力弱，尽量避免去人口密集的地方，如商场、公交车等，因为这些地方空气污染严重，容易侵害患者身体，加重病情。

看电视要适度

很多人都喜欢看电视，但看电视时间长了，很容易出现视觉疲劳，加上得病后身体的免疫力低下，长时间看电视不利于病情的控制。

适量做些家务

患者可以做些简单的家务，如做饭、打扫卫生等，既可以做自己喜欢的食物，也能帮助家人分担些家务，但不宜过度劳累。

换季注意保暖

患者手术后或化疗、放疗后，身体素质会下降，换季时及时增减衣服注意保暖。

定期开窗通风

保持室内正常温度。夏天时，患者不宜被空调直吹，且保持室内外的合适温差，即使吹电风扇也不能风力过大。保持室内空气清新，有利于患者病情的康复。

养成按时排便的习惯

患者要养成每天排便 1 ~ 2 次的习惯，最好选用坐便，且排便时不要过度用力，这样可以保证肠胃通畅。

出行注意安全

人得了癌症后，本身就比较脆弱，加上有一些并发症，外出时最好有家人陪同；如果没有家人陪同，随身要携带通讯工具，以方便与家人沟通。

悦然·推荐书单 帮您打造健康生活

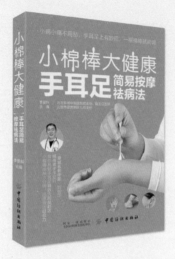

定价：45.00 元

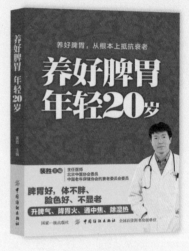

定价：49.80 元

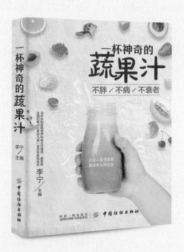

定价：39.80 元

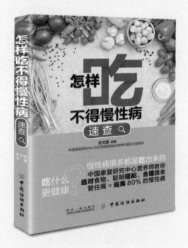

定价：49.80 元